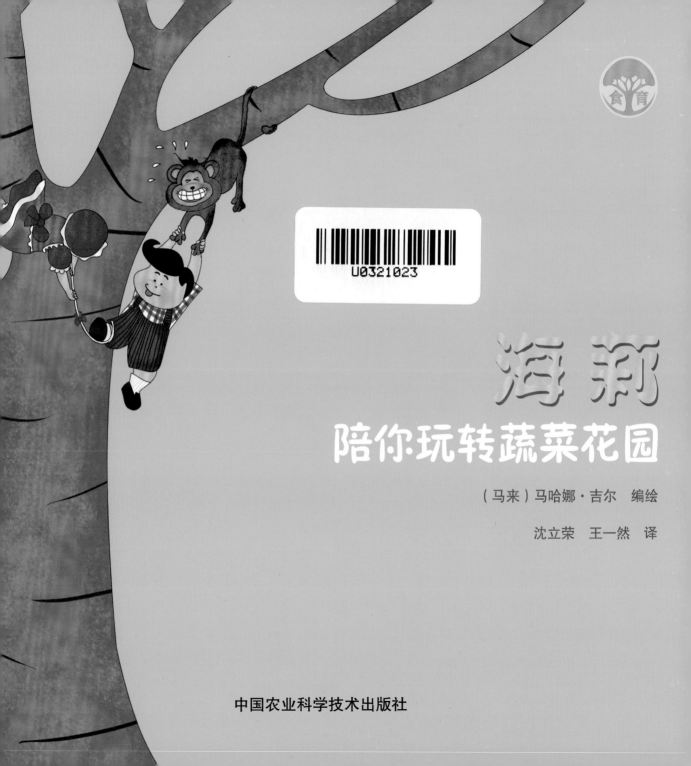

食育

海莉
陪你玩转蔬菜花园

（马来）马哈娜·吉尔 编绘

沈立荣　王一然　译

中国农业科学技术出版社

图书在版编目（CIP）数据

海莉陪你玩转蔬菜花园 /（马来）马哈娜·吉尔编绘；沈立荣，王一然译 . — 北京：中国农业科学技术出版社，2016.7

ISBN 978-7-5116-2261-7

Ⅰ . ①海… Ⅱ . ①马… ②沈… ③王… Ⅲ . ①蔬菜—食品营养②菜谱 Ⅳ . ① R151.3 ② TS972.1

中国版本图书馆 CIP 数据核字（2015）第 220708 号

责任编辑　白姗姗　涂润林
责任校对　马广洋

出 版 者　中国农业科学技术出版社
　　　　　北京市中关村南大街 12 号　邮编：100081
电　　话　（010）82106638（编辑室）（010）82109702（发行部）
　　　　　（010）82109709（读者服务部）
传　　真　（010）82106650
网　　址　http://www.castp.cn
经 销 者　各地新华书店
印 刷 者　北京卡乐富印刷有限公司
开　　本　889 mm×1 194mm　1 /20
印　　张　4.4
字　　数　114 千字
版　　次　2016 年 7 月第 1 版　2016 年 7 月第 1 次印刷
定　　价　32.00 元

◄━━◆ 版权所有·侵权必究 ◆━━►

孩子必须知道他们自己是个奇迹，因为从开天
辟地到世界的末了，都不会再有任何一个人，
和他（她）一模一样。

——帕布罗·卡萨尔斯

献给Aheli公主……
和世界上所有的奇迹

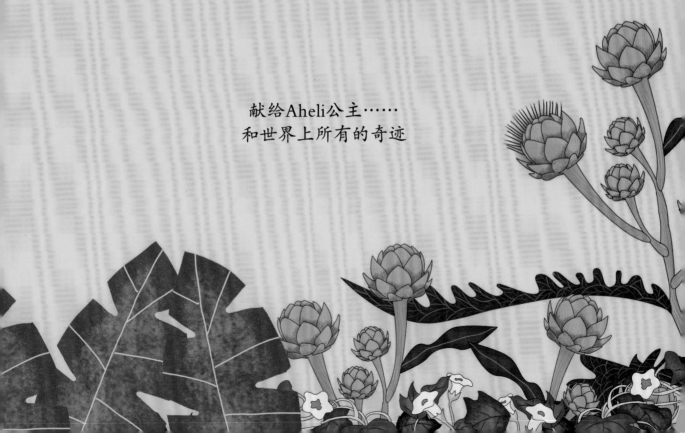

前　言

许多事情我们可以等，可孩子们等不了，现在是他们骨头形成的时候，是他们的意识形成的时候，我们不能对他说明天，他是当下。

——诺贝文学奖获得者，智利女诗人加夫列拉·米斯特拉尔（Gabriela Mistral）

从我们有记忆起就听到妈妈们和外婆们说"吃蔬菜"，这是传承了数代都没有变过的智言，而家庭单位却彻底改变了——随着现代社会带来的压力日益沉重，父母陪伴孩子的时间越来越少。快餐连锁店的产生和大量不健康的大众营销无可挽回地改变了营养结构。

孩子的健康教育迫在眉睫，我们要创新方法和寻找新的渠道，引导他们选择健康的食物，并远离批量生产的快餐食品。如何与快餐的华丽广告和集中营销竞争才是长期问题。相比之下，朴素的蔬菜难以与深深根植于孩子们意识的形象广告相媲美。

根据一项综合研究显示，儿童饮食偏好和饮食习惯很大程度上取决于父母提供的食物，而且容易长期抗拒一开始拒绝的食物。这项研究潜在地表明，家长正面临着让孩子喜欢吃蔬菜的挑战性任务，养成好习惯需要长期的努力。

如果父母较早引导孩子们走上健康之路，就会让他们先获得选择营养食物的好习惯，并防止父母面临更严峻的孩子挑食的挑战。让进餐成为欢乐的时刻，与孩子们一起度过这些时间，并引导他们敏锐地观察父母的健康选择，这肯定会走向成功。孩子们在早期最具好奇心和创造力，带领他们选择和准备健康食品是终身健康营养食物选择的基础。随着孩子的成长的这些活动的影响会放大并成倍增加。

本书致力于把家庭集合起来，并用现代、新颖的方式向孩子们介绍蔬菜的神奇。海莉和她的同伴会带领读者一同经历有趣、迷人的蔬菜花园之旅。某些蔬菜的轶事和信息将刺激感官，食谱会唤醒孩子们潜在的创造力和好奇心。海莉将成为孩子们终身的伴侣，引领一个新时代，随着新一代孩子的健康成长，这一修养会一直伴随着他们。

与《海莉陪你玩转水果花园》类似，妈妈可以在一开始读给孩子们，之后他们将学会自己阅读并尝试食谱。这本书很容易传给下一代，可以让全家聚在一起享受食物并度过快乐时光。

孩子是我们的未来，健康的孩子意味着健康的新一代，他们不仅会正确地选择食物，还会选择正确的人生，从而精神旺盛地为社会作更多贡献，并承担更大的责任和义务。

记住美国小说家和杂志编辑埃德加沃森·豪（Edgar W. Howe）的一句话："塑造一个强壮的孩子比修复一个脆弱的成人更容易。"

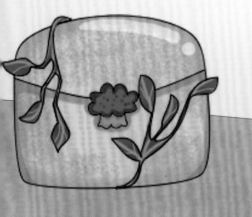

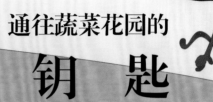

通往蔬菜花园的

钥 匙

水果花园的旅途之后，海莉和扎克好好休息了一番，并期待着更多的乐趣和知识。

他们听说在一个遥远的地方有一片神奇的土地，那里长满了丰富多样的蔬菜。

他们得知，在一个盒子里有打开蔬菜花园——神奇蔬菜世界的钥匙。

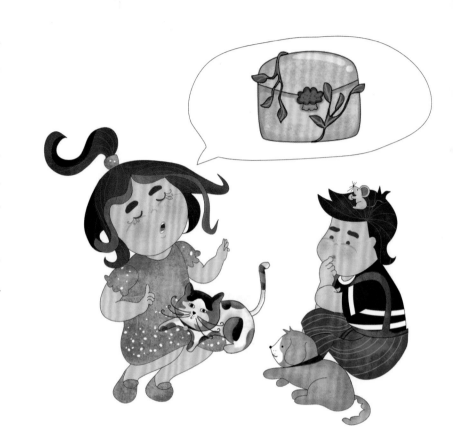

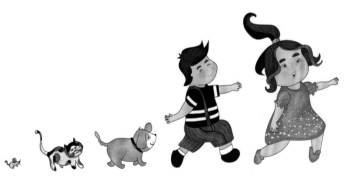

海莉和扎克一遍又一遍地寻找装着钥匙的盒子。

海莉在森林附近的迷宫找呀找，偶然发现了盒子，兴奋地叫了起来：

"扎克，我找到了，快来呀！"

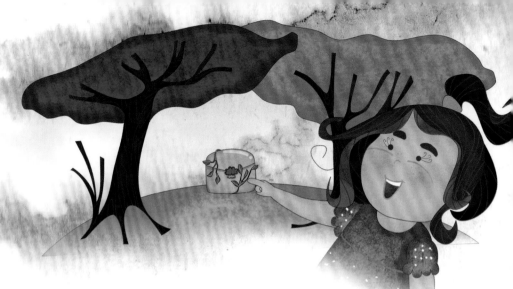

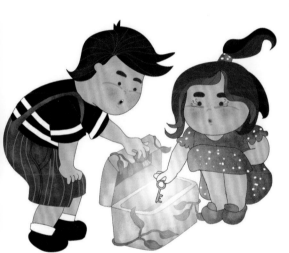

扎克和海莉仔细地研究这个漂亮的盒子，然后一起打开了它。哇！里面装着一把漂亮的金钥匙。

他们的好伙伴奔奔、杰基和姬可已经准备好和他们一起出发。

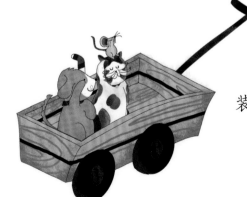

海莉没忘记带上装蔬菜用的小车。

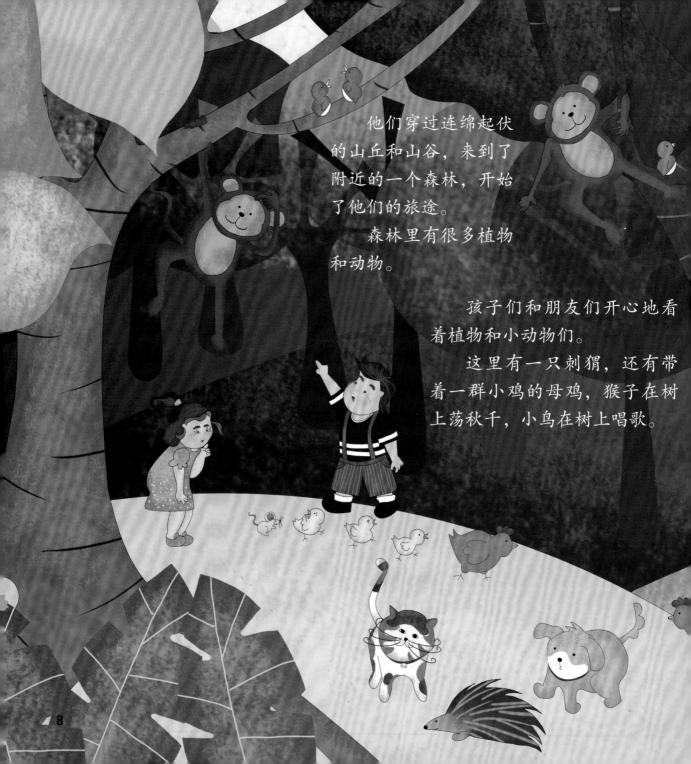

他们穿过连绵起伏的山丘和山谷，来到了附近的一个森林，开始了他们的旅途。

森林里有很多植物和动物。

孩子们和朋友们开心地看着植物和小动物们。

这里有一只刺猬，还有带着一群小鸡的母鸡，猴子在树上荡秋千，小鸟在树上唱歌。

这时候下起了雨，孩子们决定在树下避雨。
在树下他们发现一只也在避雨的小兔子。

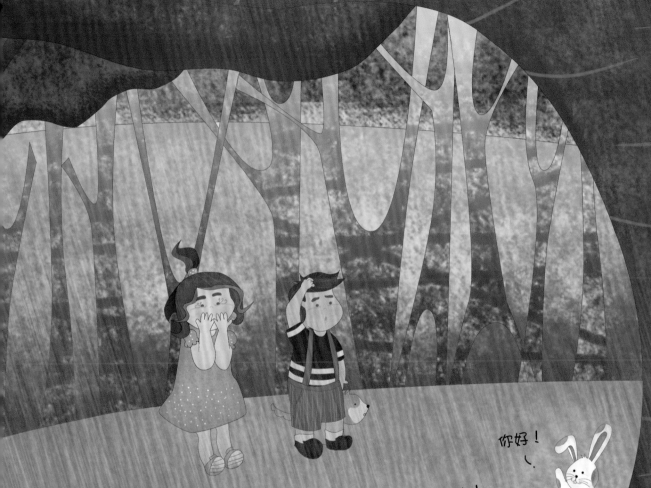

胖胖的小兔子很可爱，身上有棕色和
白色的斑点。

他有一对粉红的耳朵和柔软的皮毛，
说话时鼻子还跟着抽动。

9

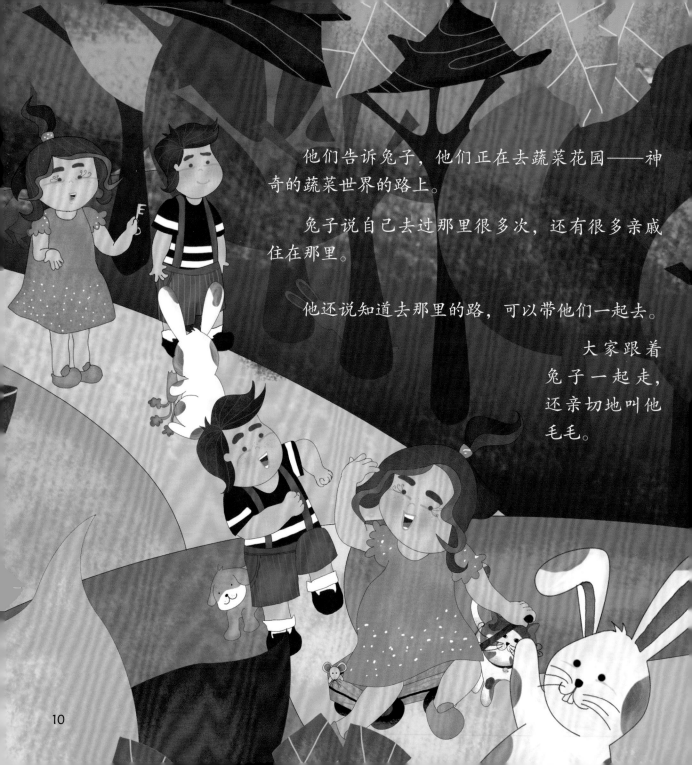

他们告诉兔子，他们正在去蔬菜花园——神奇的蔬菜世界的路上。

兔子说自己去过那里很多次，还有很多亲戚住在那里。

他还说知道去那里的路，可以带他们一起去。

大家跟着兔子一起走，还亲切地叫他毛毛。

蔬菜花园

毛毛带着大家到了入口，海莉用钥匙打开了蔬菜花园——神奇的蔬菜世界的大门。

海莉邀请毛毛也加入他们的冒险。

欢迎！

当海莉插入钥匙，前面浮现出几个字"蔬菜花园"时，每个人都很兴奋。

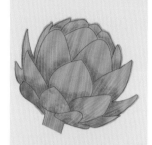

洋蓟

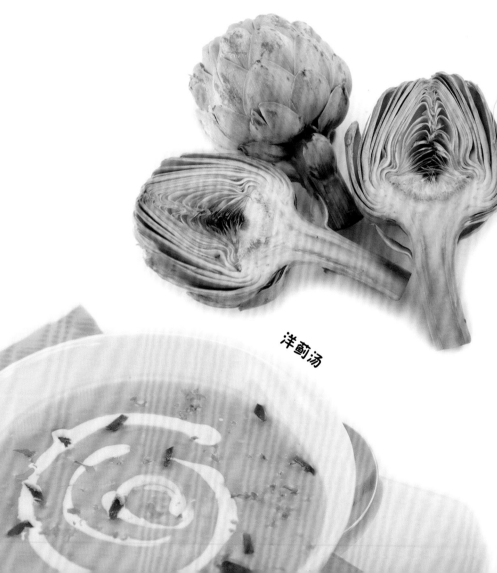

洋蓟汤

你知道吗?

希腊神话中有一个美丽的传说，第一棵洋蓟是一位叫"蓟"的美丽女人。

宙斯很喜欢她，决定封她为女神。

但是她很想家，所以经常偷偷离开奥林匹斯山回家看望家人。

宙斯很生气，把她变成了第一棵洋蓟。

"海莉，选择深绿色、叶子紧密的花头。"

"小心，植株上有好多刺。"

姬可骑在奔奔身上，毛毛蹦蹦跳跳的，边用力咀嚼洋蓟，边品尝着味道。

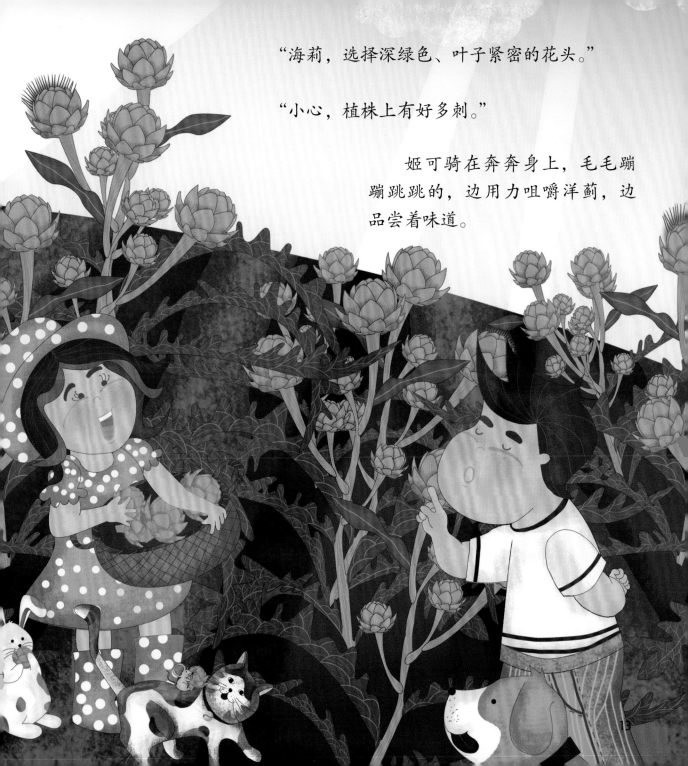

芦笋

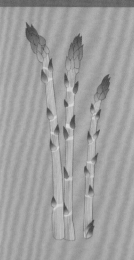

你知道吗?

　　白芦笋和绿芦笋的生长过程基本是一样的,只是芦笋破土的时候,人们会在顶尖放一些泥土防止其变绿,而形成白芦笋。

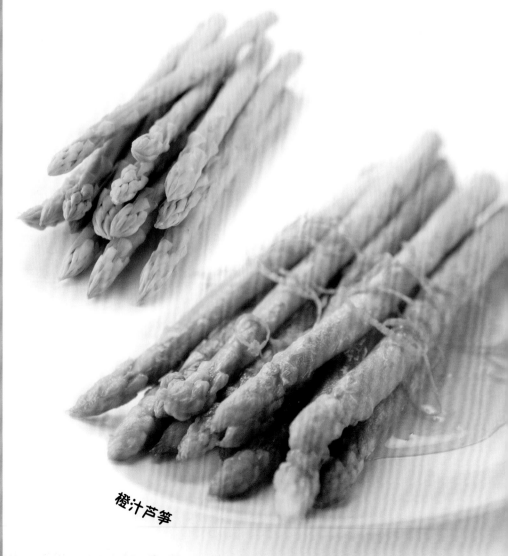

橙汁芦笋

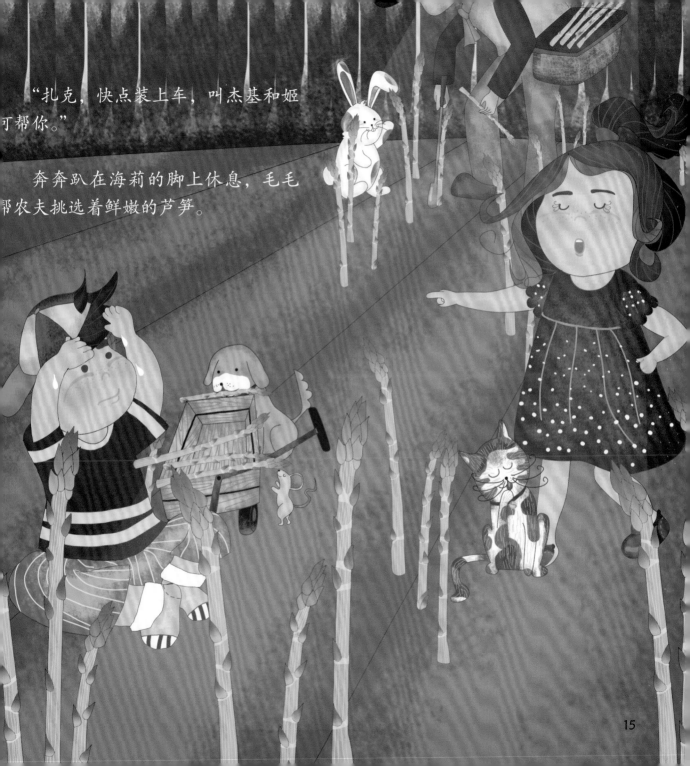

"扎克，快点装上车，叫杰基和姬可帮你。"

奔奔趴在海莉的脚上休息，毛毛帮农夫挑选着鲜嫩的芦笋。

15

甜菜根

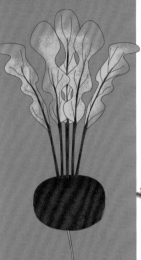

你知道吗？

甜菜苷是一种甜菜根中存在的天然红色素，在食品工业中用来给很多产品染色。

甜菜根会使番茄酱和其他各种酱料的颜色更红。

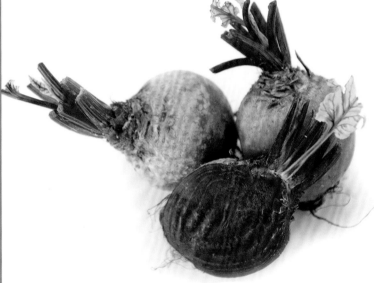

沙司甜菜根

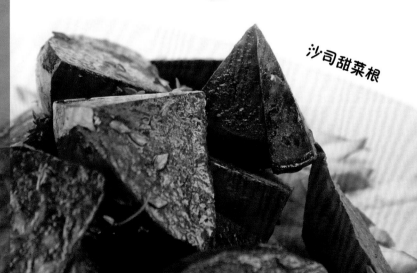

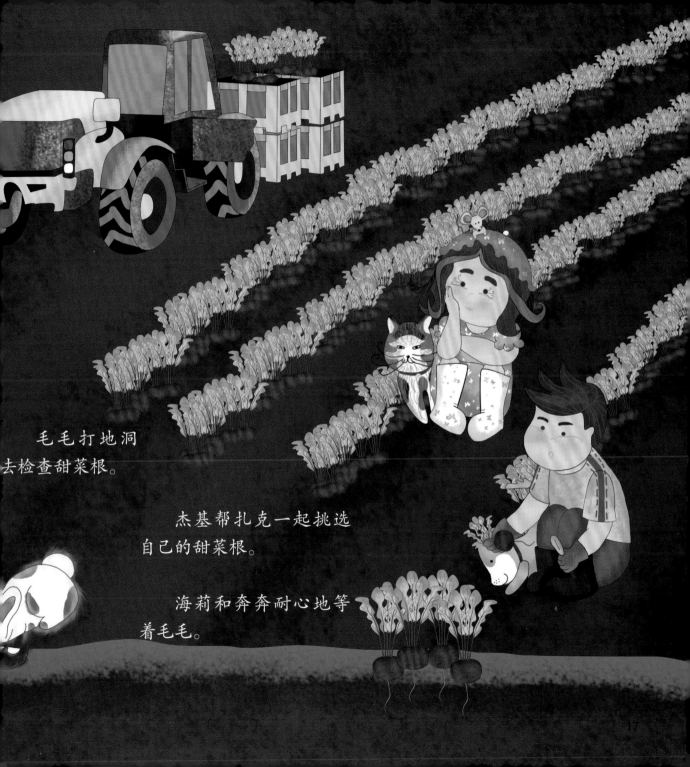

毛毛打地洞
去检查甜菜根。

杰基帮扎克一起挑选
自己的甜菜根。

海莉和奔奔耐心地等
着毛毛。

甜椒

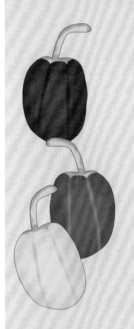

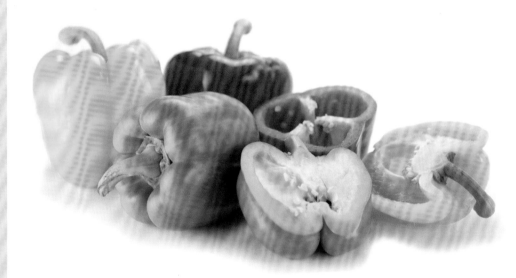

你知道吗？

甜椒在未成熟的时候都是绿色的，无法区分它的品种。

但是成熟之后颜色就变了。

辣椒甜椒串

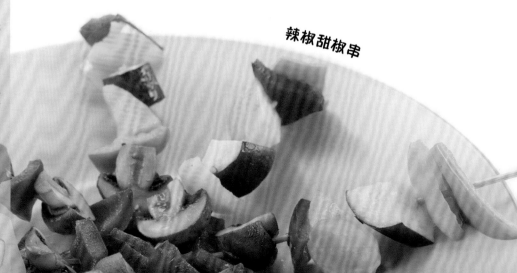

没过多久扎克和杰基就烦了，
他们跑来跑去放风筝去了，而海莉
和姬可在摘甜椒。

毛毛告诉奔奔，甜椒
的果肉很柔和，味道甜
美，脆嫩多汁。

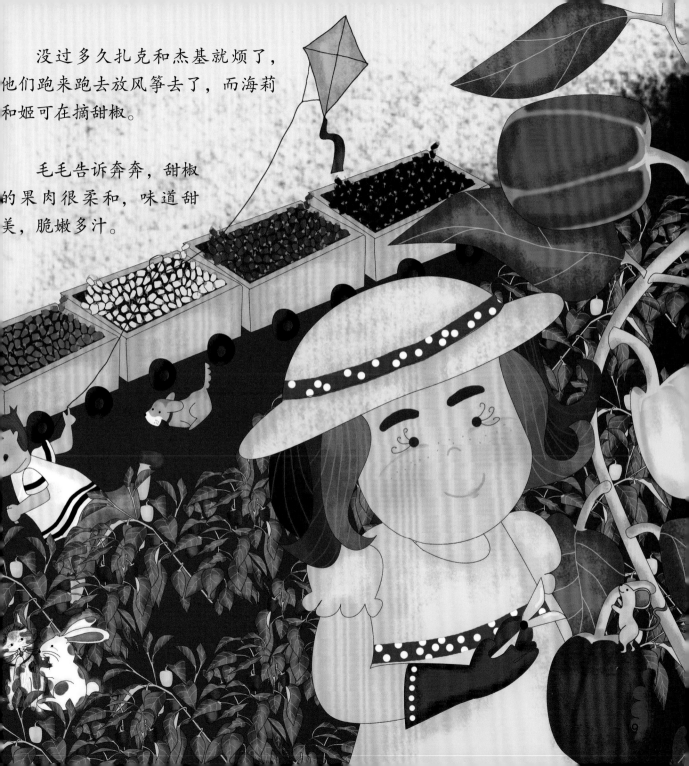

西兰花

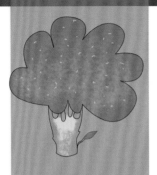

你知道吗？

西兰花具有独特的抗多种癌的功能，是最有营养的蔬菜之一。

西兰花的英文名为 Broccoli（译为"布洛柯里"）。艾伯特·R·布洛柯里出生于一个贫困的意大利裔美国农场家庭，他的祖先通过杂交花椰菜和豌豆得到了西兰花。

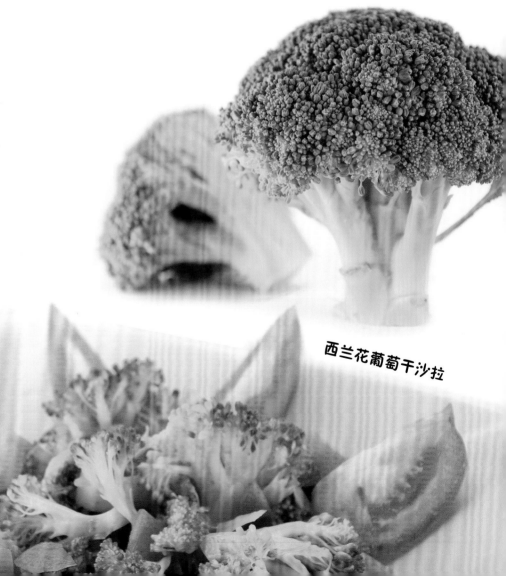

西兰花葡萄干沙拉

孩子们到了一个西
兰花农场。

农夫和他的助
手们正在包装要送
到市场的西兰花。

大家发现毛毛不见了，
于是一起找她。

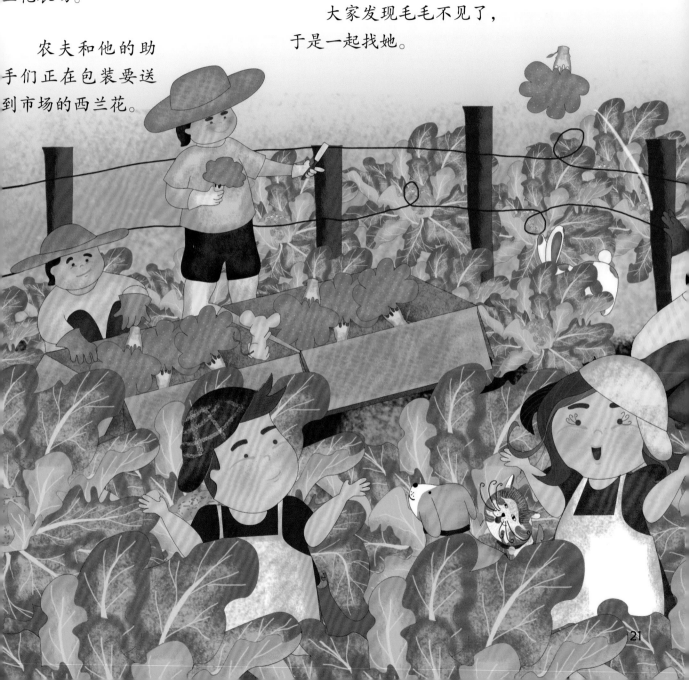

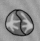

布鲁塞尔甘蓝（球芽甘蓝）

你知道吗？

因 16 世纪时在比利时的布鲁塞尔周围广泛种植，得名布鲁塞尔甘蓝，又名球芽甘蓝。

球芽甘蓝长在 0.6~0.9 英尺高的茎的分枝上，呈 20~40 个簇生。

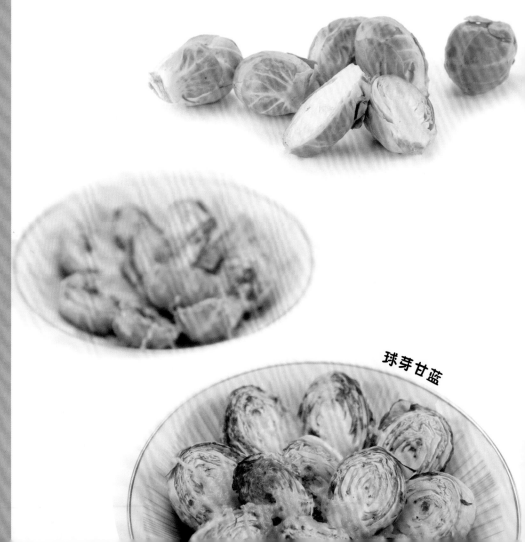

球芽甘蓝

海莉觉得自己像在马戏团一样，和姬可一起杂耍球芽甘蓝。

杰基和奔奔想看看她会不会失误。

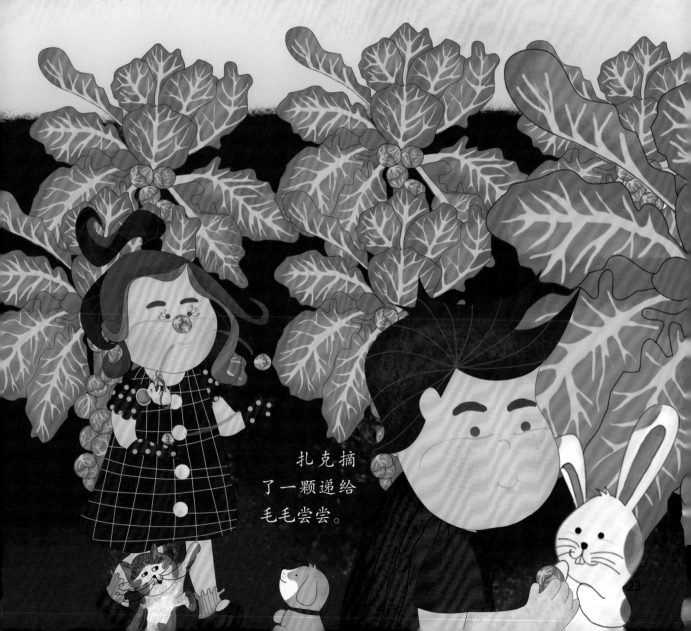

扎克摘
了一颗递给
毛毛尝尝。

23

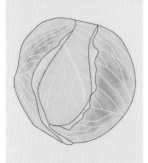

卷心菜

你知道吗？

罗马人和希腊人对卷心菜治疗疾病的能力给予高度评价。

他们认为卷心菜能治愈任何疾病。

在罗马神话中，卷心菜被认为来源于"埃多尼亚国王"吕库尔戈斯的眼泪。

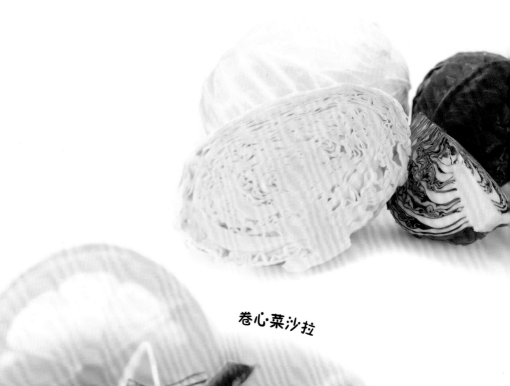

卷心菜沙拉

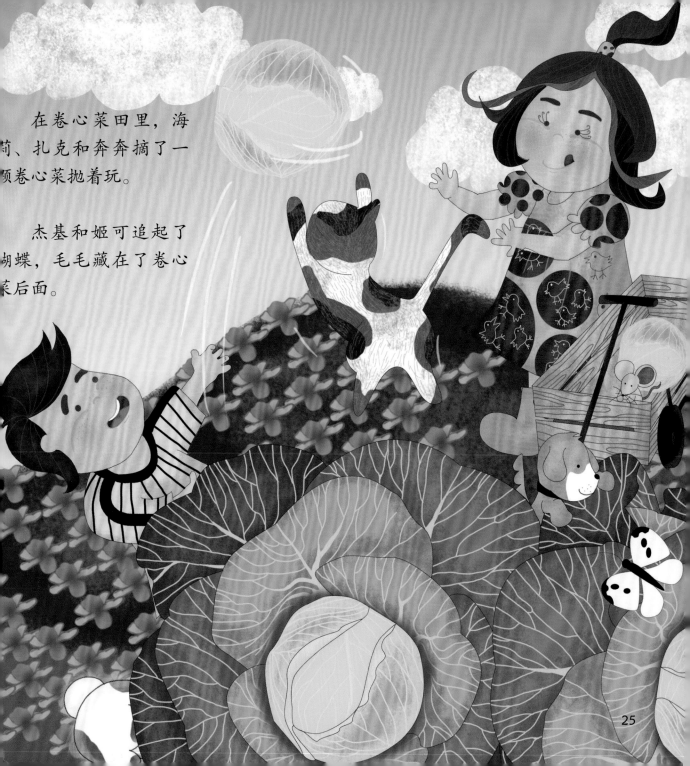

在卷心菜田里，海萌、扎克和奔奔摘了一颗卷心菜抛着玩。

杰基和姬可追起了蝴蝶，毛毛藏在了卷心菜后面。

25

花椰菜

你知道吗？

西兰花的绿色花球状花蕾向外生长，而花椰菜是由未发育的密集花芽形成的头。

花椰菜外面有厚厚的绿叶包围着头部，以避免花蕾因照到阳光而变绿。

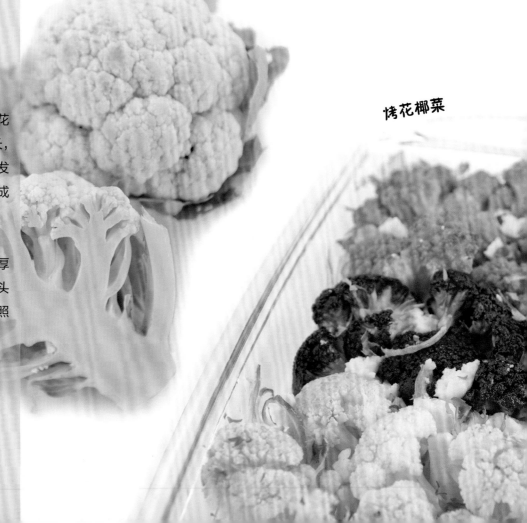

烤花椰菜

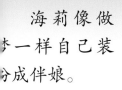

海莉像做梦一样自己装扮成伴娘。

她用一颗花椰菜代替鲜花。

还用花椰菜的叶子给奔奔做了一顶头冠。

他们在蔬菜花园玩得很开心。

毛毛在忙着啃嫩叶。

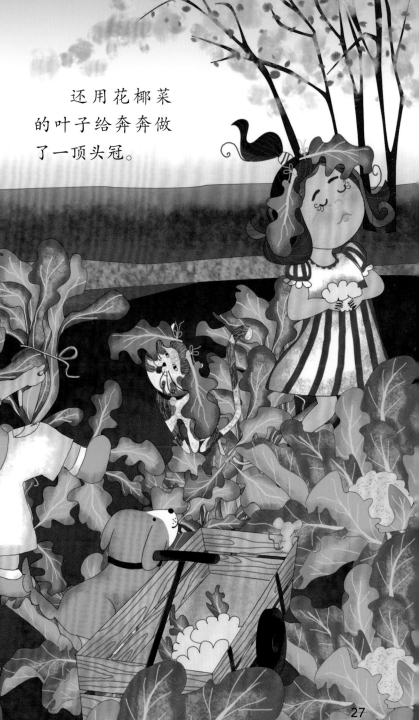

玉米

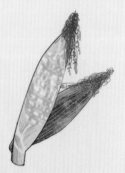

你知道吗?

玉米上的玉米粒永远是偶数的。

每穗玉米平均有800粒。

玉米是麦片、花生酱、零食和软饮料等很多食品的主要配料。

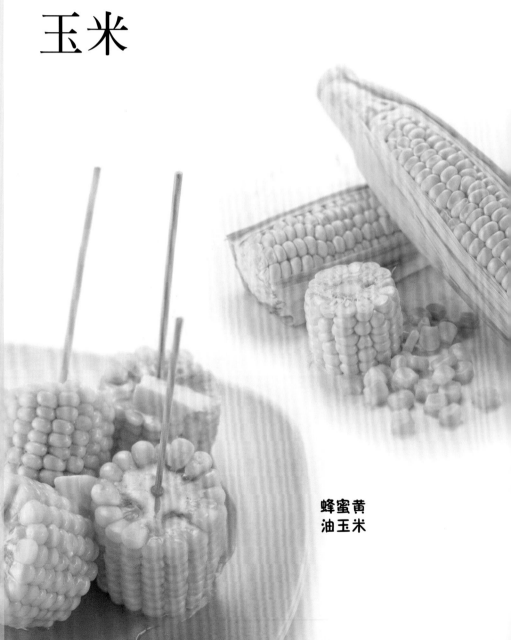

蜂蜜黄油玉米

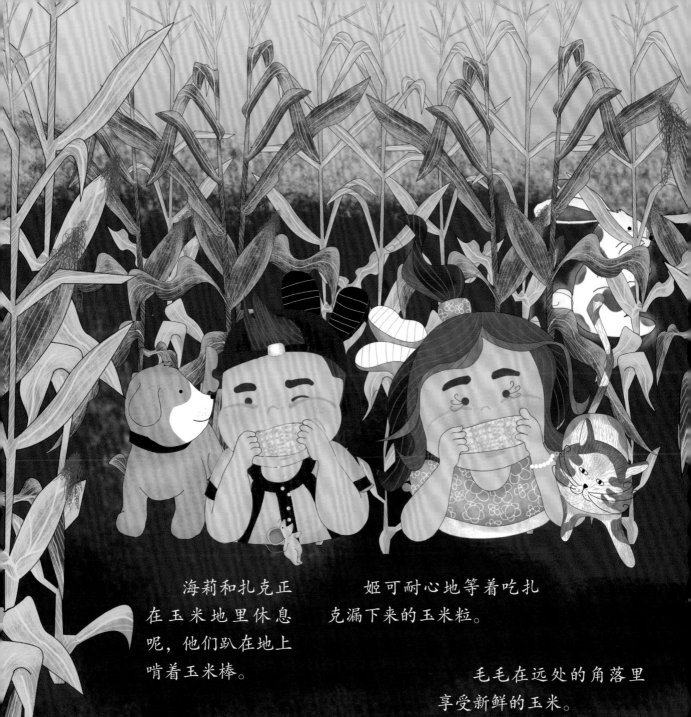

海莉和扎克正在玉米地里休息呢，他们趴在地上啃着玉米棒。

姬可耐心地等着吃扎克漏下来的玉米粒。

毛毛在远处的角落里享受新鲜的玉米。

29

胡萝卜

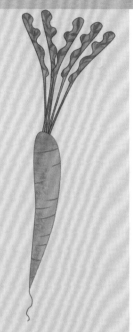

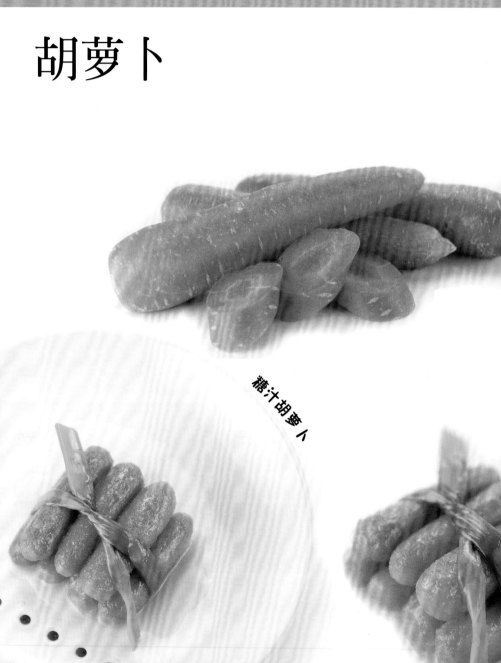

糖汁胡萝卜

你知道吗?

在 16 世纪，为了向荷兰王室致敬，荷兰胡萝卜种植者发明了橙色的胡萝卜。

橙色胡萝卜是通过淡黄色胡萝卜和红色胡萝卜杂交得到的。

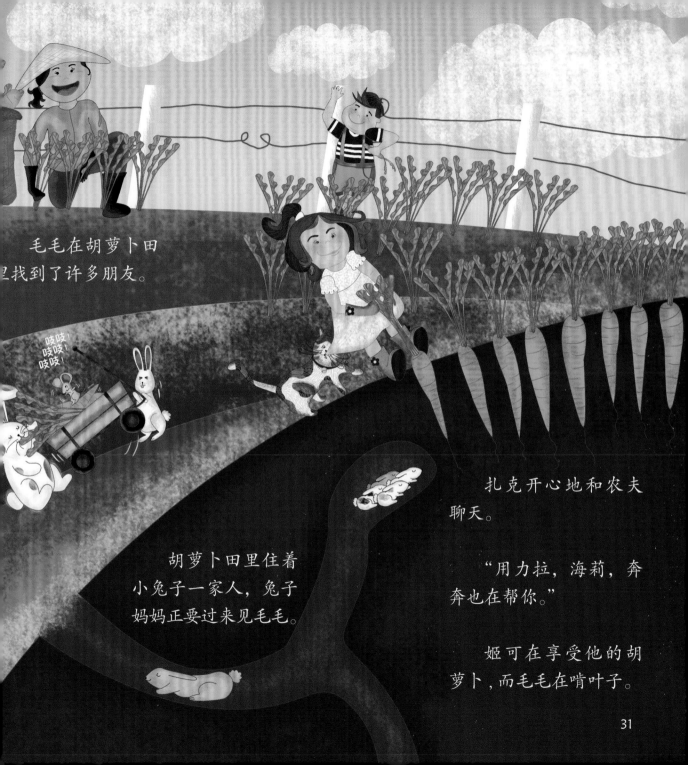

毛毛在胡萝卜田里找到了许多朋友。

吱吱！吱吱！吱吱！

扎克开心地和农夫聊天。

胡萝卜田里住着小兔子一家人，兔子妈妈正要过来见毛毛。

"用力拉，海莉，奔奔也在帮你。"

姬可在享受他的胡萝卜，而毛毛在啃叶子。

31

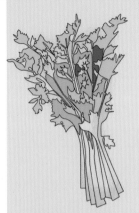

芹菜

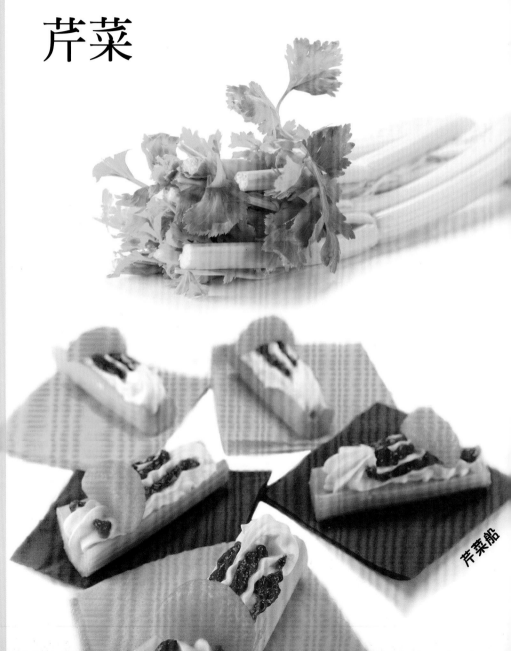

你知道吗？

古希腊和古罗马人把芹菜当药，而不是食物。

古希腊人也用芹菜作为体育比赛的奖励。

芹菜船

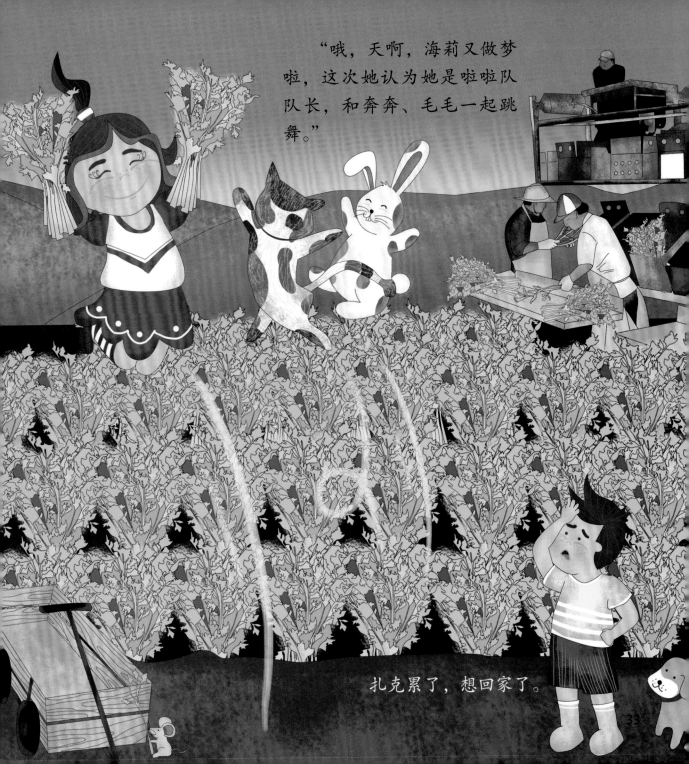

"哦，天啊，海莉又做梦啦，这次她认为她是啦啦队队长，和奔奔、毛毛一起跳舞。"

扎克累了，想回家了。

黄瓜

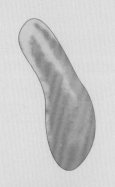

你知道吗？

一般认为黄瓜起源于 10 000 年前亚洲南部。

早期的探险家和旅行者将这种蔬菜带到了印度和亚洲其他地区。

在埃及、希腊和罗马古文明中，黄瓜不仅仅作为食物，还有利于皮肤病的愈合。

冷黄瓜沙司

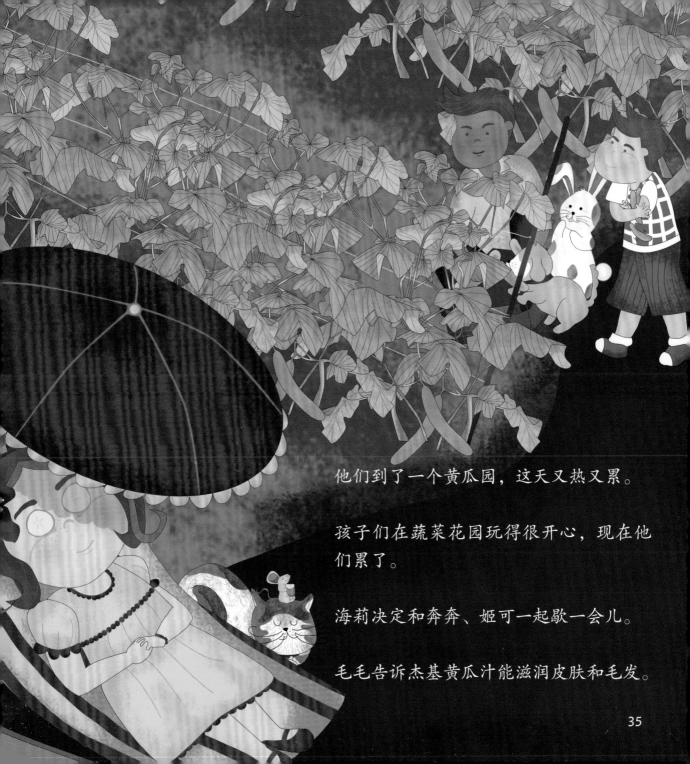

他们到了一个黄瓜园，这天又热又累。

孩子们在蔬菜花园玩得很开心，现在他们累了。

海莉决定和奔奔、姬可一起歇一会儿。

毛毛告诉杰基黄瓜汁能滋润皮肤和毛发。

"我们已经看到了这么多，也尝过了很多蔬菜。

"很多蔬菜具有神奇的力量。

"现在我们要回家去尝试一些食谱。美味佳肴是用新鲜蔬菜做出来的。

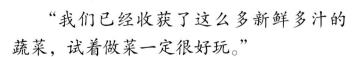

"我们已经收获了这么多新鲜多汁的蔬菜，试着做菜一定很好玩。"

"将蔬菜装上车，回家啦。"

一些动物出来送他们离开蔬菜花园。

"我们还会回来的，收获更多的蔬菜。"

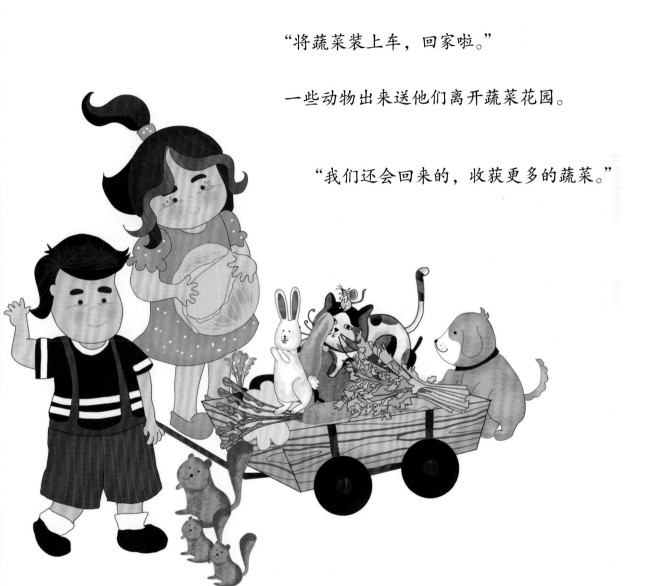

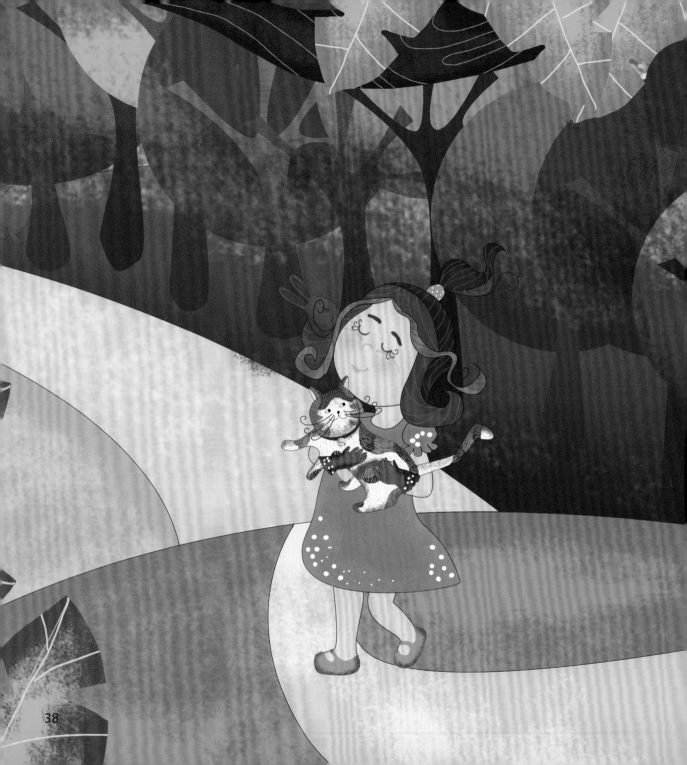

蔬菜花园

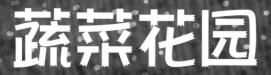

可怜的扎克不得不在杰基的帮助下拉着沉重的车回家，海莉像个女王一样和奔奔走在前面。

欢迎！

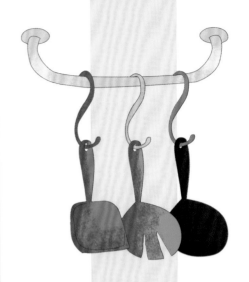

Recipes

食谱

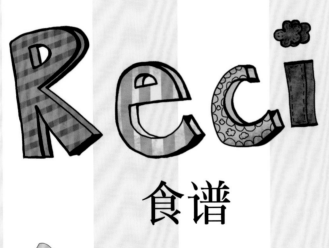

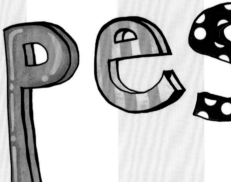

食谱中所有的计量
数量仅仅只是参考。可
以根据个人口味进行选
择和调整。

最重要的是吃得好
并享受制作过程的乐趣!

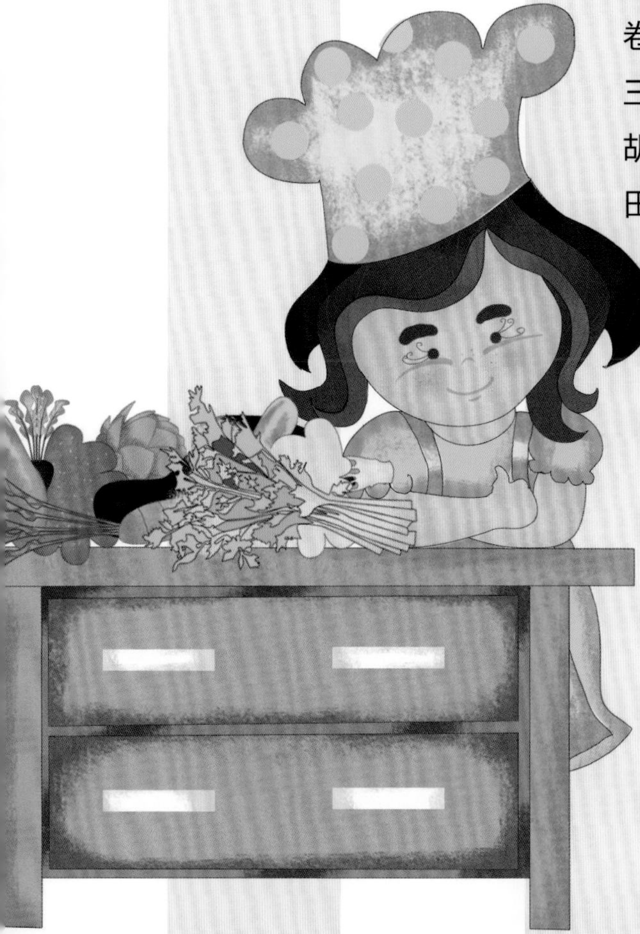

蜂蜜芥末蔬菜

主料
任选4~5种绿色蔬菜（从甜豌豆、四季豆、芦笋、球芽甘蓝、辣椒、菠菜等蔬菜中选）

配料
12毫升蜂蜜芥末
6毫升橄榄油
盐和大蒜
16克烤杏仁

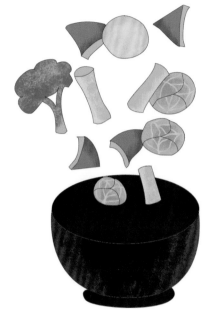

做法
1. 将所选蔬菜切片。
2. 蒸5~6分钟至酥嫩。
3. 将蜂蜜芥末和盐加入橄榄油中搅拌均匀。
4. 将蔬菜片沥干水分，加入步骤3中拌匀的调料。
5. 撒上烤杏仁。
6. 立即上桌。

木头上的蚂蚁

主料
大约250克芹菜，切成8~10厘米的小段
花生酱

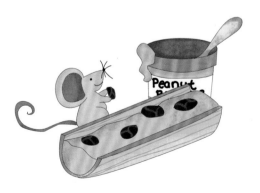

做法
1. 在芹菜中装满花生酱。
2. 加入葡萄干排成蚂蚁上树的形式。

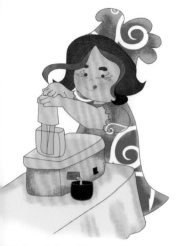

甜菜根、
黄瓜、
菠萝汁

材料

根小甜菜根
根黄瓜
28克菠萝块

做法

将蔬菜洗净。
如果甜菜根的皮硬，就将皮削掉。
削黄瓜皮。
将菠萝削皮、切片。
将蔬菜切片并放入榨汁机。
榨汁，上桌。
如果需要，再加冰块。

球芽甘蓝
佐烤芝麻

材料

20 颗球芽甘蓝，洗净，整理干净
24克烤芝麻
16克黄油
盐和胡椒

做法

1. 在沸水中加入足量的盐，放入球芽甘蓝。
2. 煮至脱皮、变软。
3. 用漏勺沥干。
4. 加热至黄油融化，加入球芽甘蓝，小火，轻轻搅拌2~3分钟使球芽甘蓝与黄油完全融和。
5. 转移到碗里，撒上芝麻，上桌。

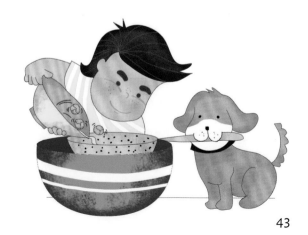

玉米棒

　　大人和小孩的最爱。它有几种烹调方法：一是可以烤几分钟，加上一些黄油或香草酱使它风味更独特；二是蒸煮一段时间，可以加一些柠檬汁和蜂蜜使它更美味。

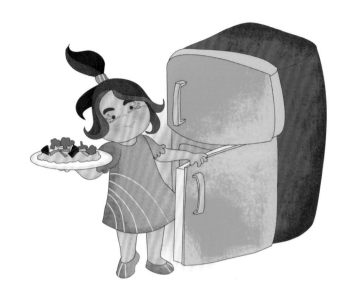

青脆蔬菜沙拉

主料

约500克西兰花

2个大胡萝卜，削皮，切片

1个大红辣椒，去籽，切片

1个萝卜，切半

2棵芹菜，切片

根据口味选择调味料

葡萄干做点缀

做法

1. 将西兰花、胡萝卜、红辣椒、萝卜和芹菜以及调味品混合；拌匀。
2. 用塑料袋封起来，冷藏至少15分钟。
3. 上桌前撒上葡萄干。

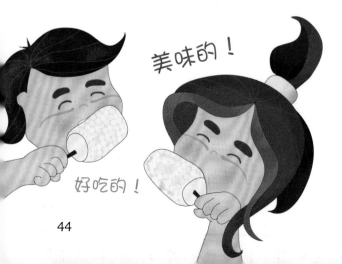

美味的！

好吃的！

爽口蔬菜卷玉米饼

主料

个中型胡萝卜
颗小西兰花
／4颗花椰菜
颗洋葱
13克切达奶酪（大豆奶酪）
张（直径18厘米）墨西哥面饼
28克生菜，撕成小块

做法

. 将所有的蔬菜切成丁。
. 将蔬菜、调味料和奶酪混合均匀。
. 用勺子将适量生菜蔬菜丁放入面饼上。
. 把蔬菜卷进面饼，上桌。

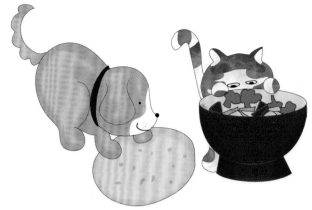

黄油芦笋

主料

227克芦笋
12毫升黄油
32克芝麻（用来装饰）

做法

1. 蒸芦笋几分钟。
2. 融化黄油。
3. 把芦笋摆在盘子上。
4. 淋上融化的黄油，撒上芝麻。

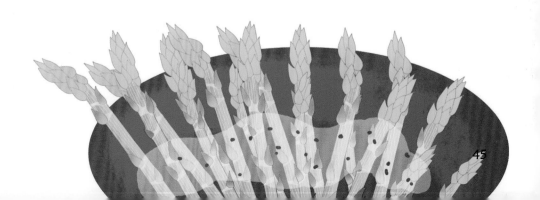

卷心菜玉米煎饼

主料

1／4棵卷心菜切碎
16克切碎的青葱
128克面粉
1个鸡蛋（鸡蛋替代品），轻轻搅拌
118毫升牛奶（豆浆）
1罐250克奶油玉米

做法

1. 将卷心菜和青葱拌匀。
2. 加入面粉和奶油玉米。
3. 加入打好的鸡蛋和牛奶（鸡蛋替代品，豆奶）。
4. 静置10分钟。
5. 加入盐和胡椒调味。
6. 用黄油或油煎至双面金黄。
7. 趁热吃。

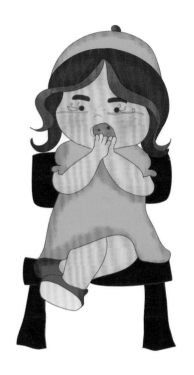

三色沙拉

主料

1个红甜椒
1个黄椒
1个绿甜椒
1个小的红洋葱
60毫升青柠汁
32克切碎的橄榄
几片薄荷叶
盐和胡椒

做法

1. 在烤盘中烤甜椒。
2. 去除皮和籽切碎。
3. 加入青柠汁、橄榄和洋葱。
4. 加入盐和胡椒，用薄荷叶装饰。

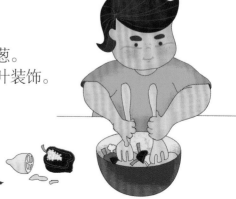

胡萝卜

配料

- 根大胡萝卜
- 克盐
- 2克黄油（原味黄油或植物油）
- 37毫升酸奶（酸奶酪）
- 2克红糖
- 毫升磨碎的橘子皮
- 2克烤杏仁片

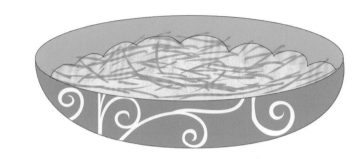

做法

- 将胡萝卜切成薄片。
- 在沸腾的盐水中煮软。
- 沥干水分。
- 将黄油、红糖、橘子皮和烤杏仁片混合，小火煎至完全混合。
- 加入胡萝卜煮5分钟。

田园冰沙

配料

- 颗樱桃番茄
- 棵芹菜
- 根小黄瓜
- 片菠菜叶
- 37毫升酸奶
- 水块
- 盐和胡椒调味

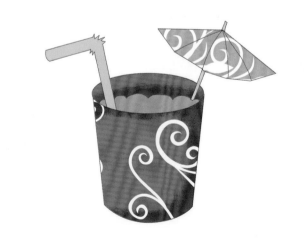

做法

混合在一起就可以吃啦。

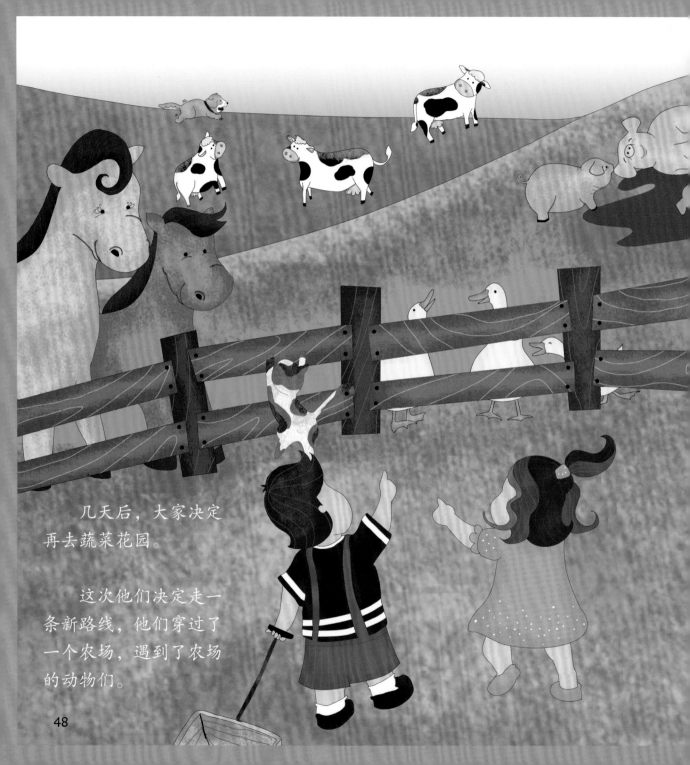

几天后，大家决定再去蔬菜花园。

这次他们决定走一条新路线，他们穿过了一个农场，遇到了农场的动物们。

蔬菜花园

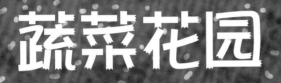

当他们到达蔬菜花园时，毛毛已经在等着他们了，再次见面大家都很开心，期待着另一次冒险旅程。

欢迎！

woof!

茄子

你知道吗？

根据 5 世纪的中国画卷，时尚的中国女性用紫茄子皮制造染料和擦亮牙齿。

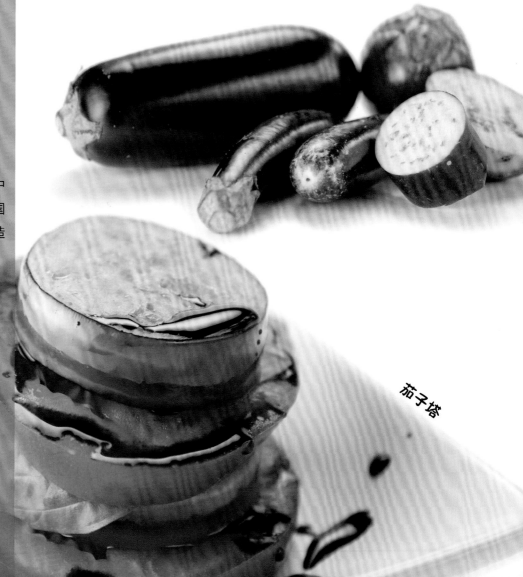

茄子塔

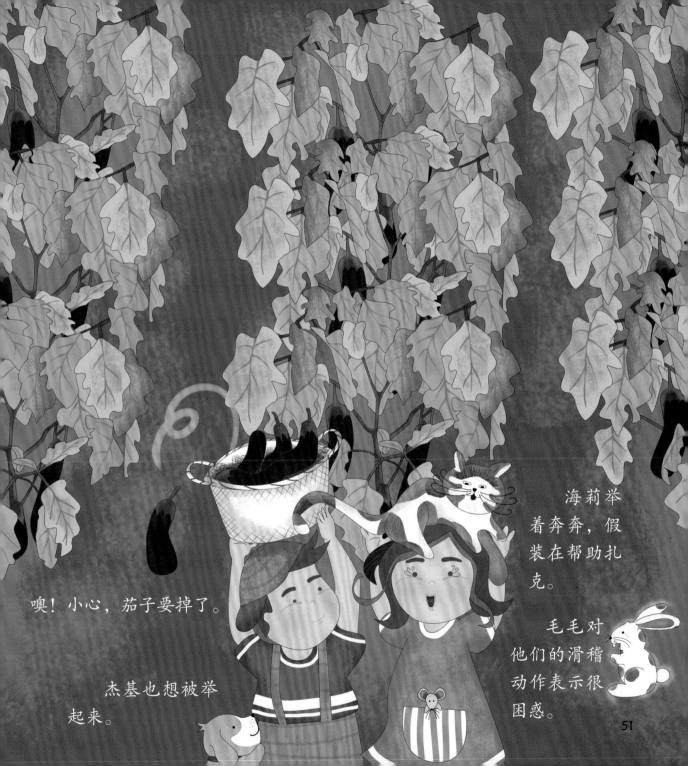

噢！小心，茄子要掉了。

杰基也想被举
起来。

海莉举
着奔奔，假
装在帮助扎
克。

毛毛对
他们的滑稽
动作表示很
困惑。

51

大蒜

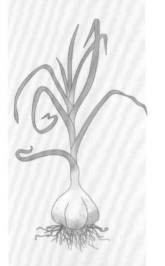

你知道吗?

大蒜是一种古老的无国界的调料，其烹调和药物的历史跨越整个世界，从埃及、希腊、罗马直到欧洲和东方。

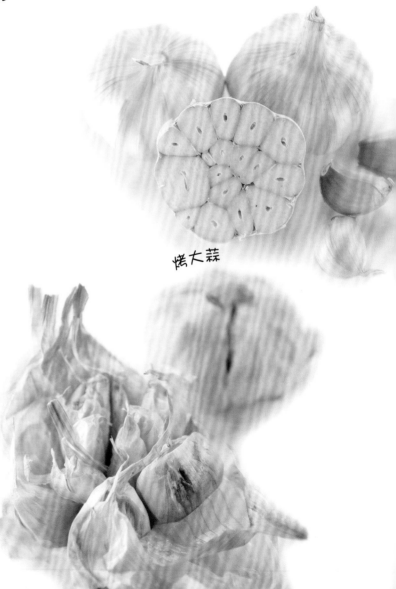

烤大蒜

52

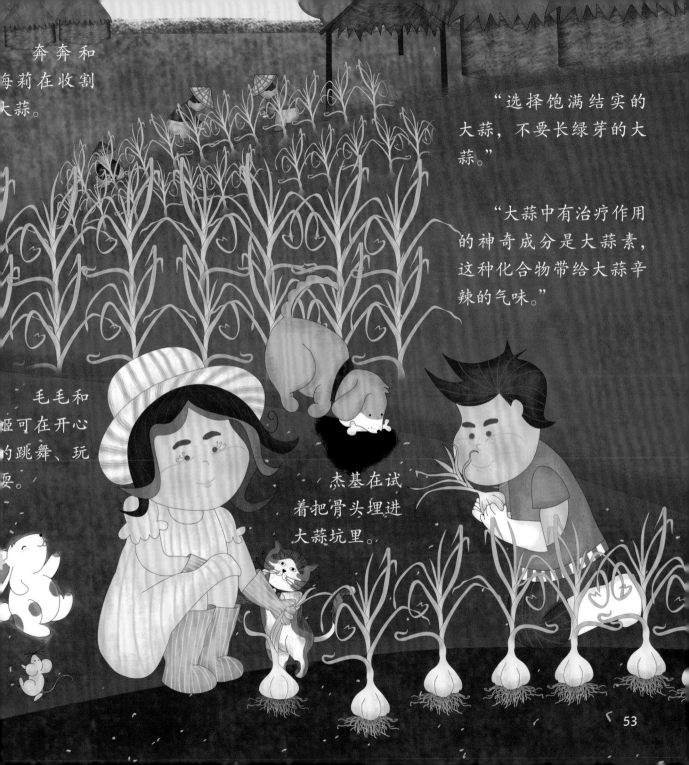

奔奔和每莉在收割大蒜。

"选择饱满结实的大蒜，不要长绿芽的大蒜。"

"大蒜中有治疗作用的神奇成分是大蒜素，这种化合物带给大蒜辛辣的气味。"

毛毛和呕可在开心的跳舞、玩耍。

杰基在试着把骨头埋进大蒜坑里。

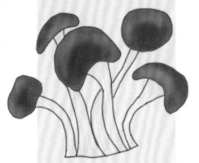

蘑菇

你知道吗？

古埃及人认为吃蘑菇可以长生不老，法老下令只有皇族可以食用。

平民是不允许采摘蘑菇的，从而保证皇族蘑菇的供应。

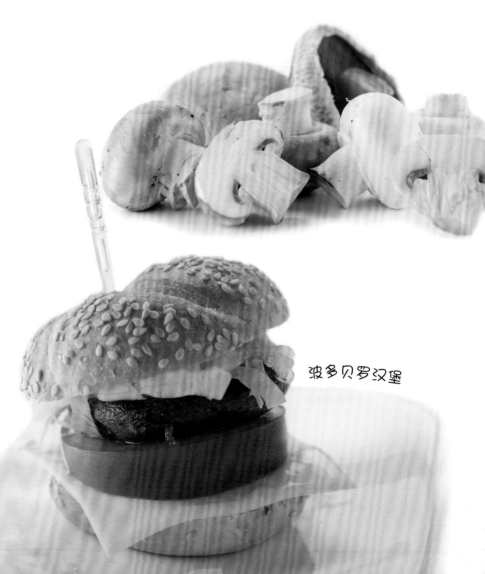

波多贝罗汉堡

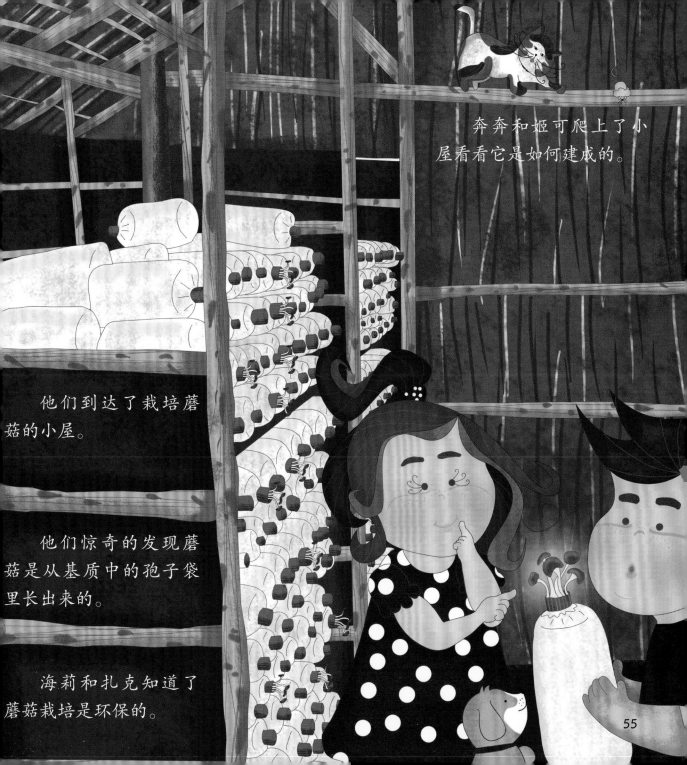

奔奔和姬可爬上了小屋看看它是如何建成的。

他们到达了栽培蘑菇的小屋。

他们惊奇的发现蘑菇是从基质中的孢子袋里长出来的。

海莉和扎克知道了蘑菇栽培是环保的。

55

洋葱

你知道吗?

　　古埃及人崇拜洋葱，坚信它的球面形状和同心圆环象征着永恒。

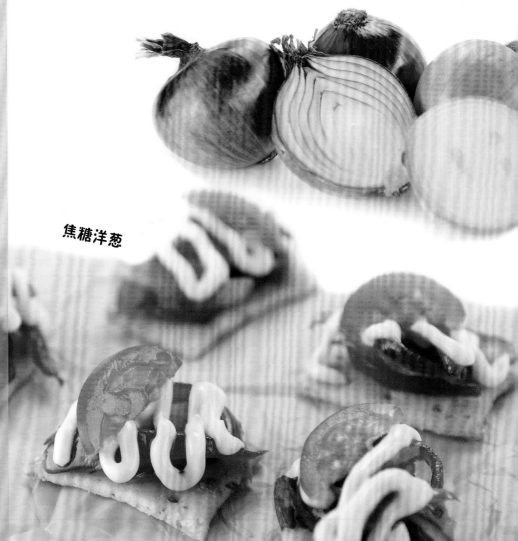

焦糖洋葱

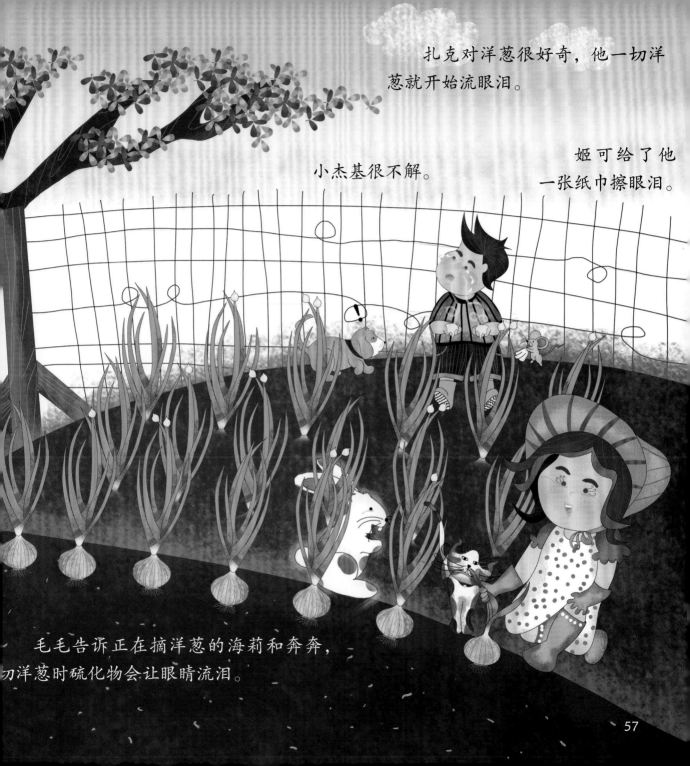

扎克对洋葱很好奇，他一切洋葱就开始流眼泪。

小杰基很不解。

姬可给了他一张纸巾擦眼泪。

毛毛告诉正在摘洋葱的海莉和奔奔，切洋葱时硫化物会让眼睛流泪。

南瓜

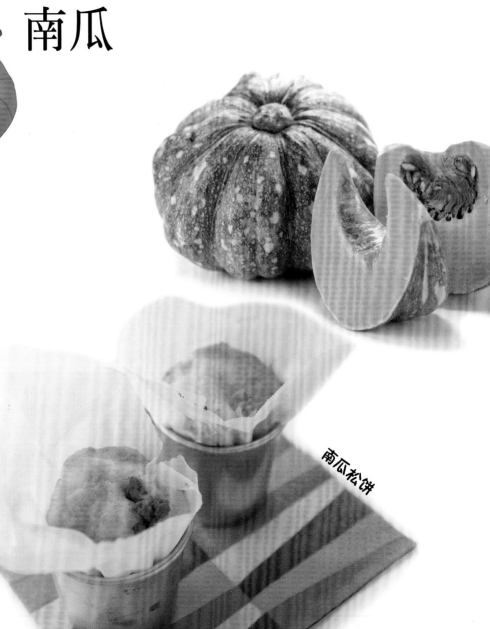

南瓜松饼

你知道吗？

尽管大家总是认为南瓜是蔬菜，但在植物学分类方面，它更像来自葫芦科的一种水果，因为它是从花朵生长而来的。

孩子们来到南瓜田很激动。

他们看到了一个稻草人，可是小鸟好像并不怕它。

毛毛、杰基和姬可在讲万圣节的故事。

海莉向扎克讲世界上最大的南瓜派的故事。

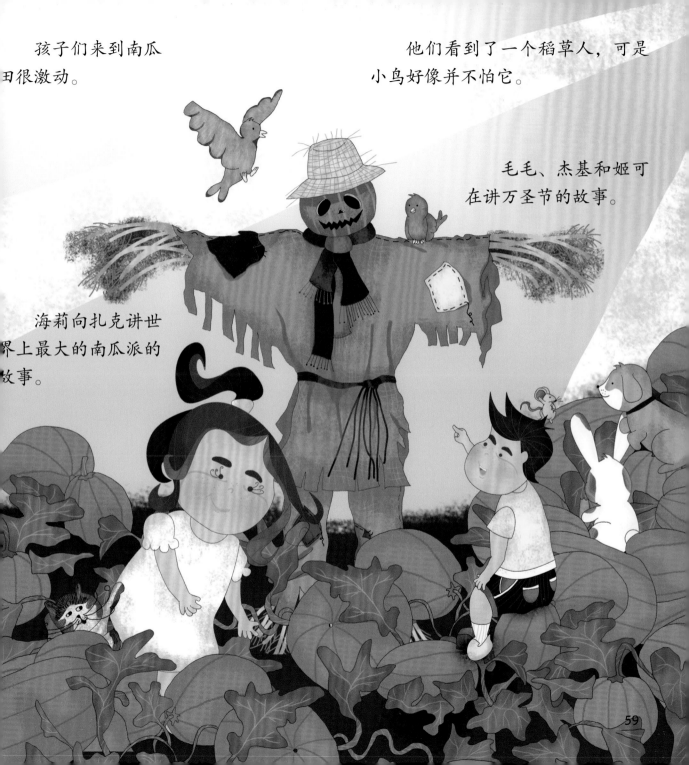

59

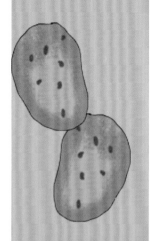

土豆

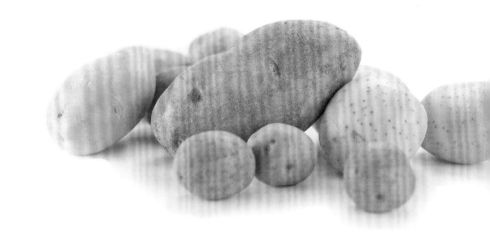

土豆烤饼

你知道吗?

公元前 200 年在秘鲁的印加人开始种植土豆。

那时候土豆不仅是食物,还用来接断开的骨头。

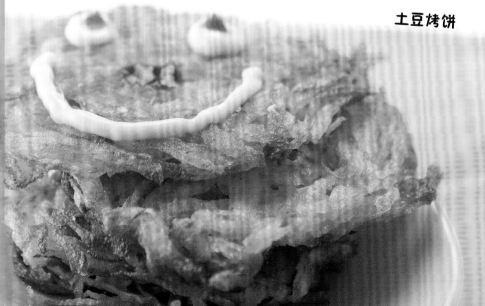

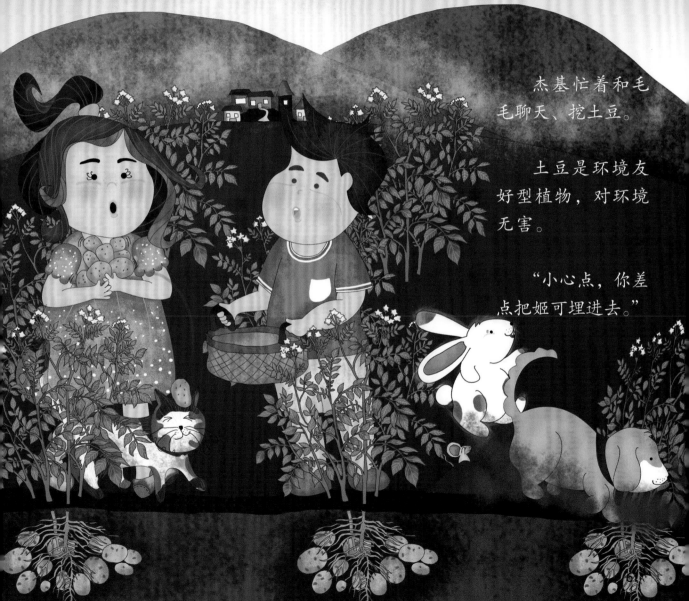

"小心点，海莉，你掉的一颗土豆砸到了奔奔的头。"

朋友们吃过很多土豆，看土豆生长是一件很有意思的事。

蔬菜花园已经教了我们很多不同种类、颜色和口味的蔬菜。

杰基忙着和毛毛聊天、挖土豆。

土豆是环境友好型植物，对环境无害。

"小心点，你差点把姬可埋进去。"

菠菜

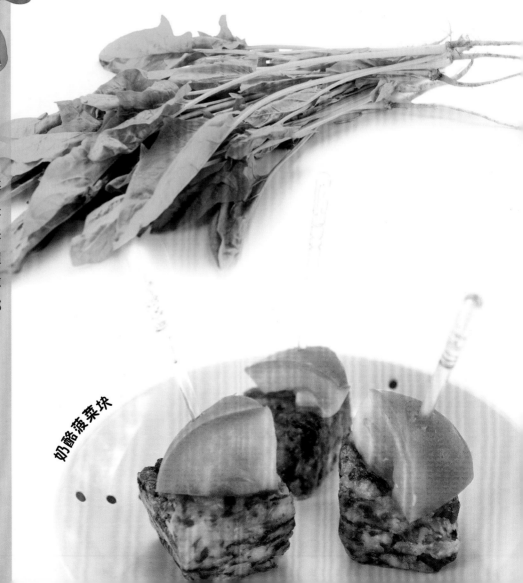

你知道吗？

　　凯瑟琳·德·梅迪茜是一个土生土长的佛罗伦萨人，后来成了法国王后。她超级爱吃菠菜，并要求厨师在每一道菜中都加入菠菜。

奶酪菠菜块

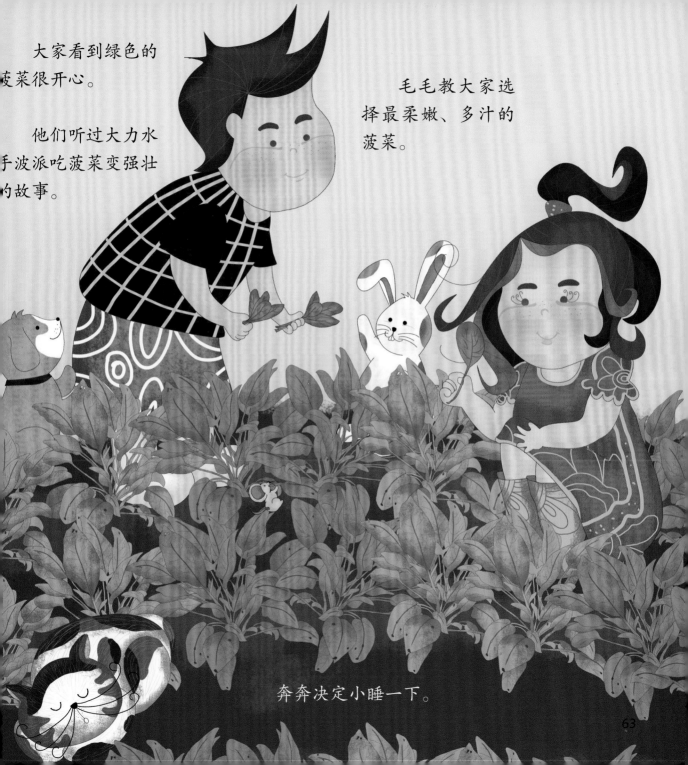

大家看到绿色的菠菜很开心。

他们听过大力水手波派吃菠菜变强壮的故事。

毛毛教大家选择最柔嫩、多汁的菠菜。

奔奔决定小睡一下。

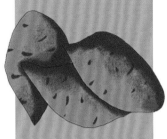

甘薯

你知道吗?

这些块根是植物界中最有营养的食物之一。

尽管外形相似,名字经常混淆,山药和红薯其实没有任何亲缘关系。

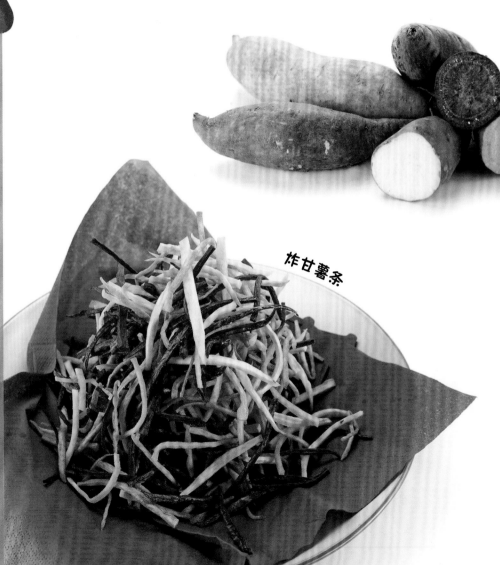

炸甘薯条

大家来到了一片
甘薯田。

扎克正在品尝蒸
甘薯。

杰基又在挖洞，他忘了姬可在
他身后。

毛毛提醒杰基要小心。

这时候，
奔奔跳上了篱
笆看起了美丽
的甘薯花。

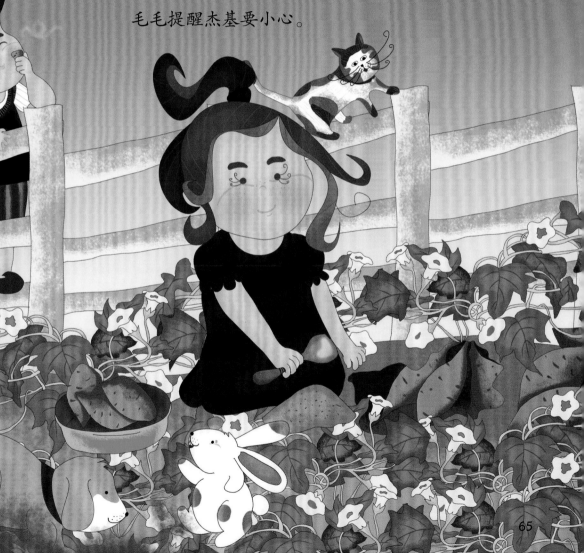

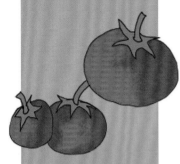

番茄

你知道吗？

番茄富含维生素A和维生素C，对眼睛和皮肤很好。

番茄要储存在室温下，放在冰箱里会改变成熟的过程、破坏风味。

在西班牙的布尼奥尔镇每年举办番茄大战。

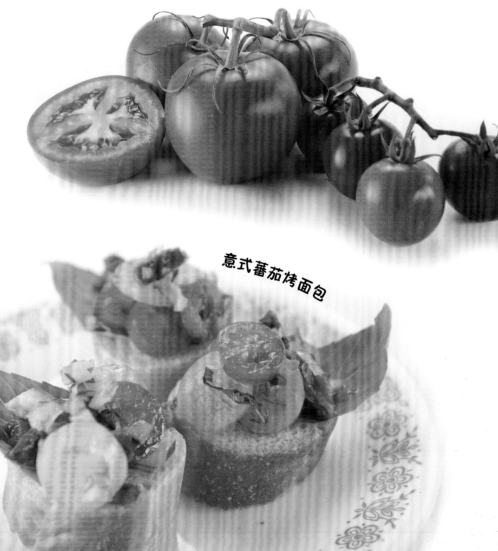

意式蕃茄烤面包

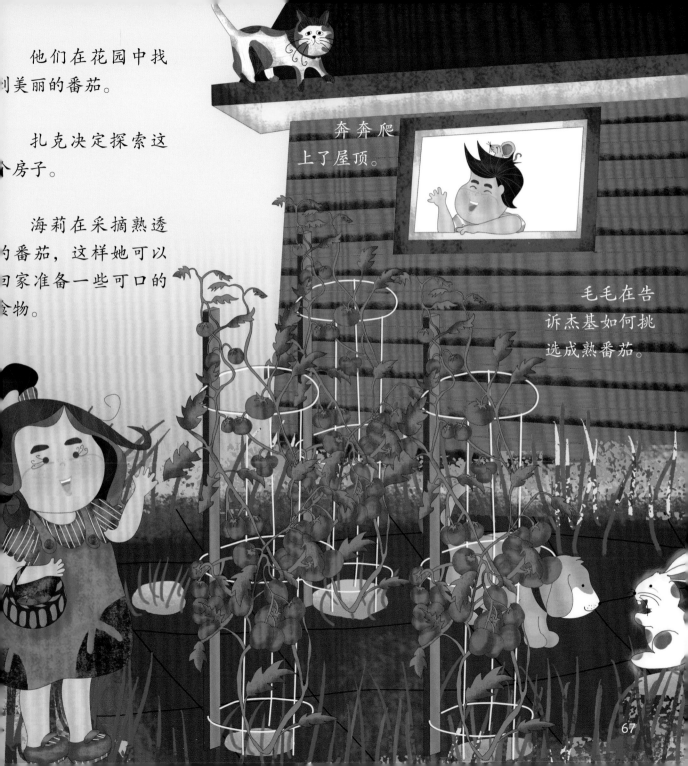

他们在花园中找
到美丽的番茄。

扎克决定探索这
个房子。

海莉在采摘熟透
的番茄，这样她可以
回家准备一些可口的
食物。

奔奔爬
上了屋顶。

毛毛在告
诉杰基如何挑
选成熟番茄。

67

秋葵

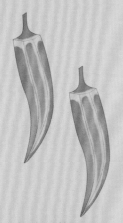

你知道吗?

等到需食用时再清洗秋葵，不然秋葵会变黏。

记住，在切秋葵时，秋葵会渗出黏液。

秋葵放进铝罐会变色。

过熟的秋葵可以用来做绳子和纸（不能吃那些老化木质的豆荚）！

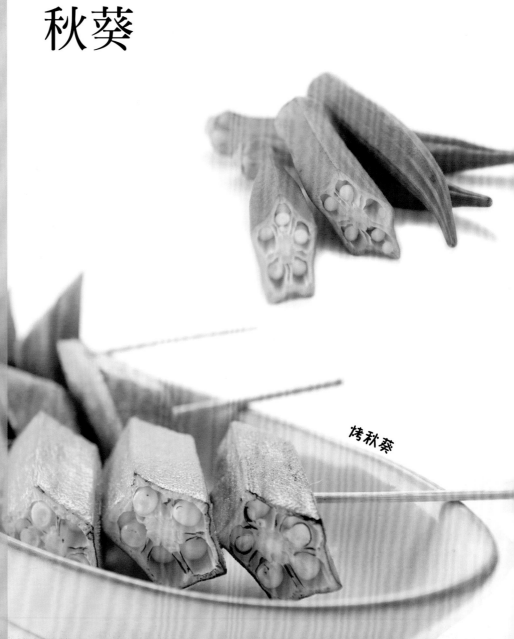

烤秋葵

大家发现了长满小秋葵的秋葵园，秋葵的花很鲜艳。

扎克剪断一根秋葵，发现手上黏黏的。

黏……

"小心，你的手指会变黏。"

毛毛在给海豚讲秋葵的故事。

奔奔觉得累了想回家。

杰基在追捕蝴蝶。

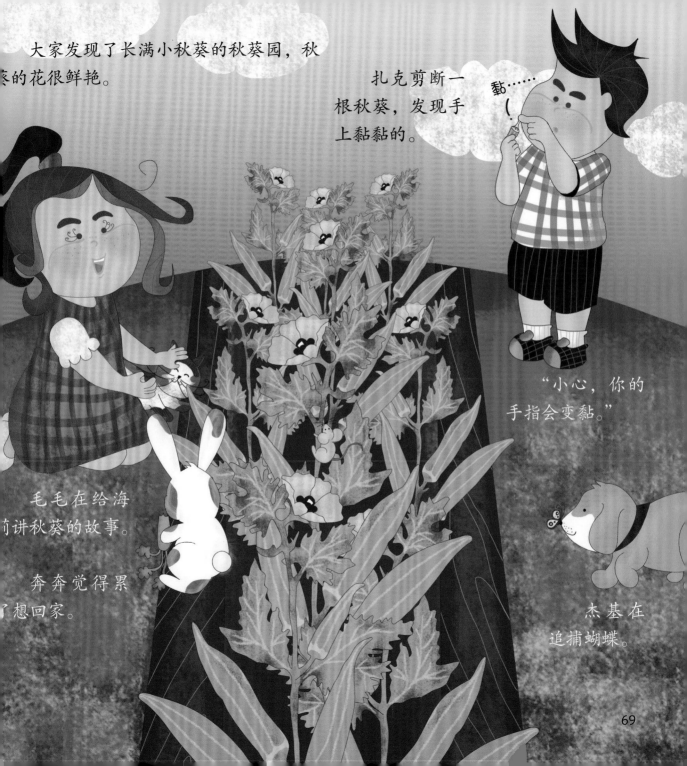

69

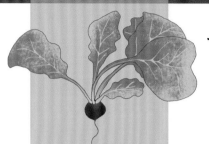

萝卜

你知道吗?

萝卜是你能想到的古代文明古国都种植的蔬菜,包括古埃及、古希腊、古罗马和中国。

萝卜有很多颜色,包括红色、粉色、白色和黑色,有些品种单个质量能超过45千克。

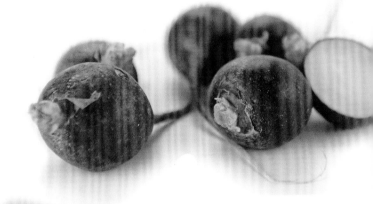

炖萝卜

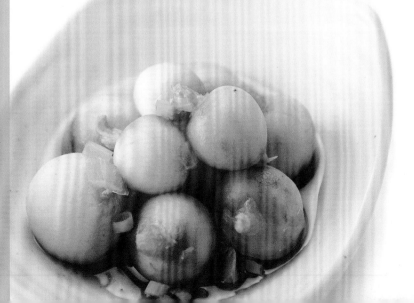

70

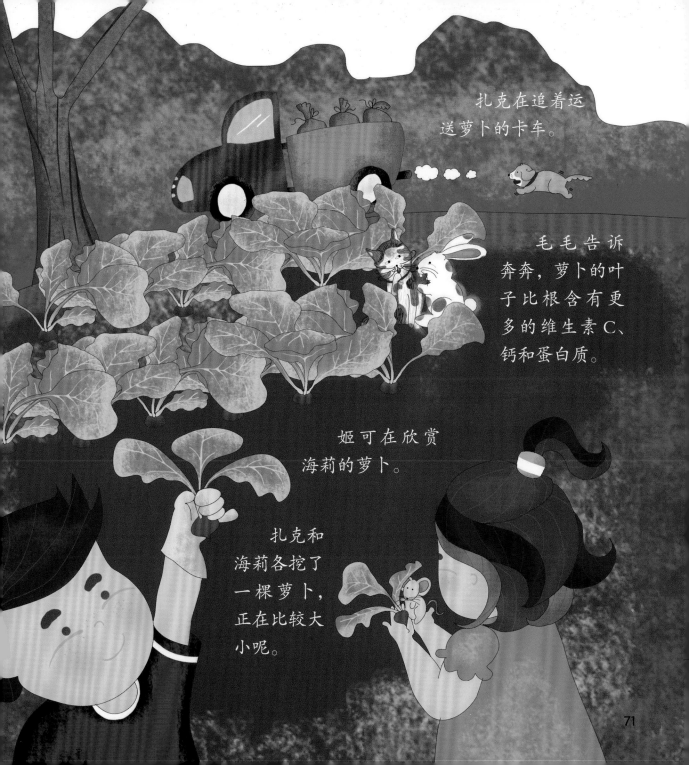

扎克在追着运送萝卜的卡车。

毛毛告诉奔奔，萝卜的叶子比根含有更多的维生素C、钙和蛋白质。

姬可在欣赏海莉的萝卜。

扎克和海莉各挖了一棵萝卜，正在比较大小呢。

西葫芦

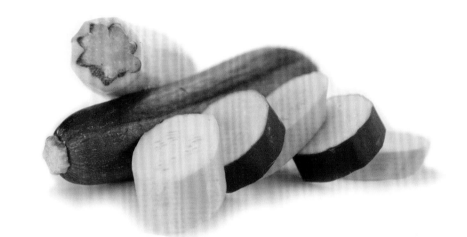

你知道吗？

法国人和英国人称西葫芦为小胡瓜。

西葫芦的花可以食用，炸西葫芦花非常美味。

焙烤奶酪西葫芦

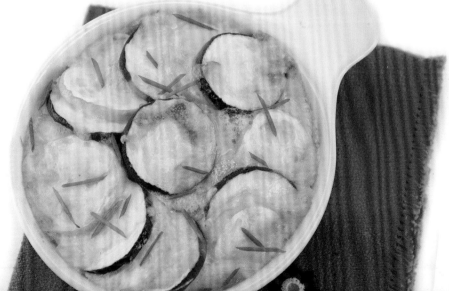

天色晚了，孩子们累了。

他们走进西葫芦园。

这里开满了美丽的花。

毛毛告诉大家西葫芦是最容易种植的蔬菜之一。

看看那些美丽的花，都是可以吃的。

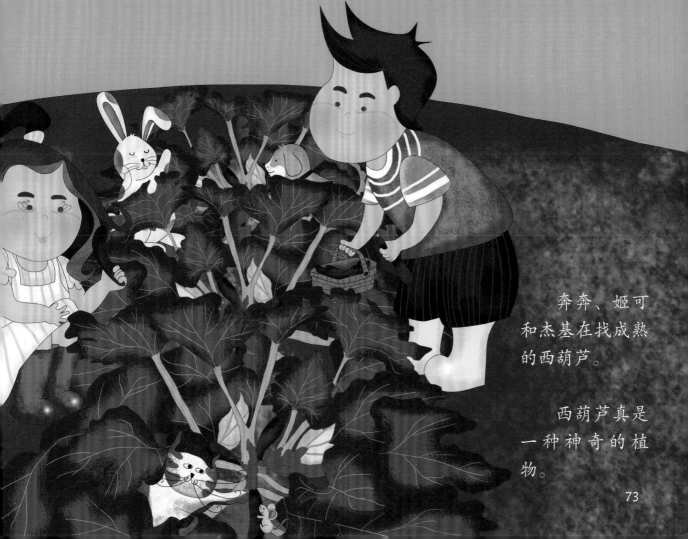

奔奔、姬可和杰基在找成熟的西葫芦。

西葫芦真是一种神奇的植物。

73

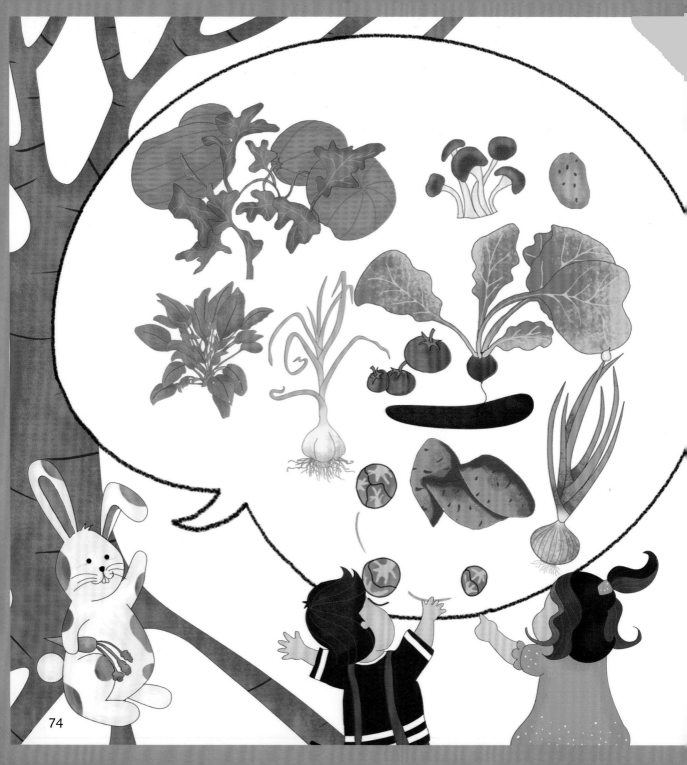

大家已经看到并品尝了很多蔬菜。毛毛也给大家讲了很多蔬菜的故事。

　　大家很高兴来到了这里，现在他们要带着收获的蔬菜回家了。

　　既然见到了这么多蔬菜，了解了蔬菜的知识，大家很想尝尝是什么味道。他们要尝试制作美味的料理。

　　毛毛告诉大家，每天要至少吃 3~4 份蔬菜才能长得强壮、健康。

　　品尝、烹调特别有意思。

　　我们一定要记住越是多彩的蔬菜对人的健康越好。

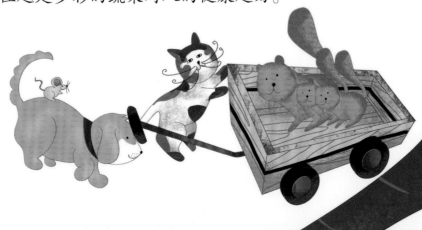

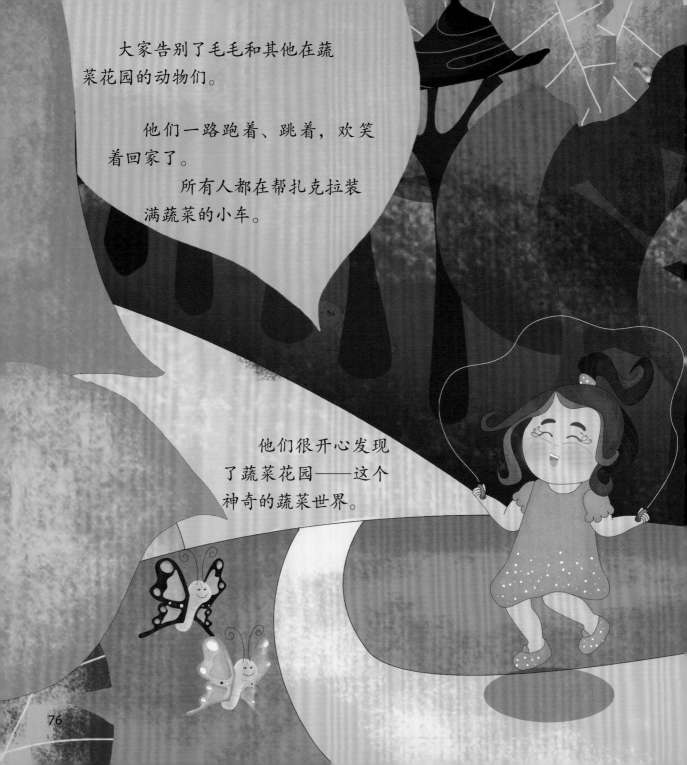

大家告别了毛毛和其他在蔬菜花园的动物们。

他们一路跑着、跳着，欢笑着回家了。

所有人都在帮扎克拉装满蔬菜的小车。

他们很开心发现了蔬菜花园——这个神奇的蔬菜世界。

蔬菜花园

大家期待着回家做好吃的料理。

他们也很开心你能加入他们的冒险，分享他们的旅程。

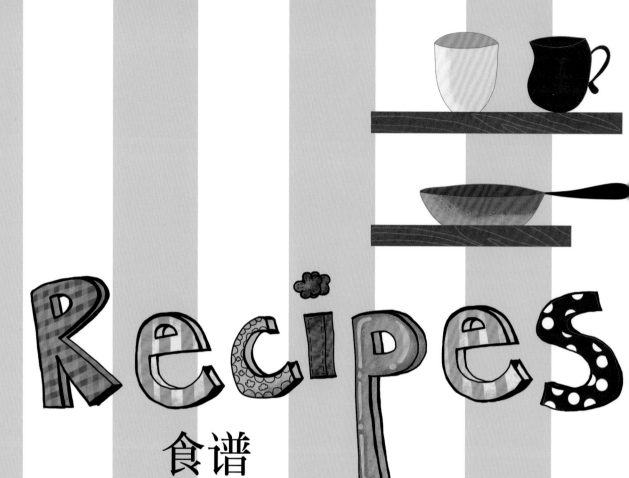

Recipes

食谱

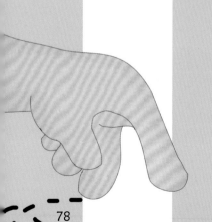

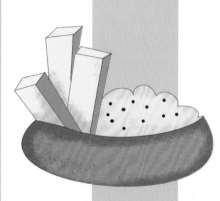

食谱中所有的计量
数据仅仅只是参考。可
以根据个人口味进行选
择的调整。

最重要的是吃得好，
并享受制作过程的乐趣！

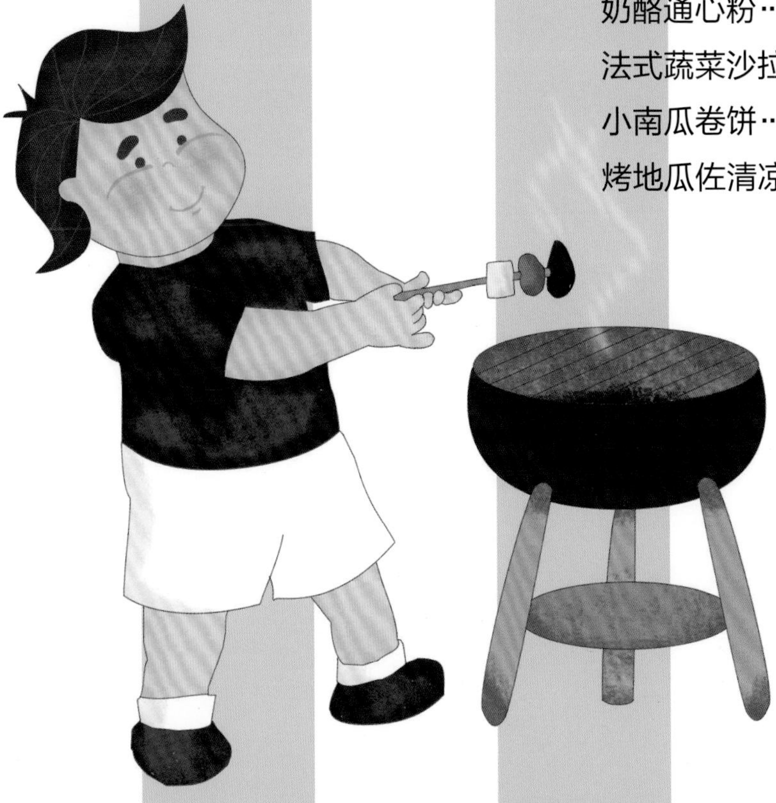

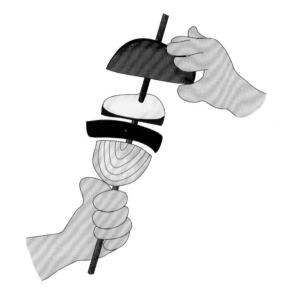

烤蔬菜

　　烤蔬菜时可以享受全家人参与的欢乐时光，孩子们可以烤自己喜欢的蔬菜。可以选择的蔬菜有：茄子、南瓜、辣椒、蘑菇、土豆、西红柿等，多数蔬菜的味道烧烤之后都很好。

做法

1. 将蔬菜切成块状。
2. 在蔬菜表面撒上橄榄油、盐和胡椒。
3. 将蔬菜串成串，放上烧烤架上烧烤。

橙汁南瓜

材料

300克南瓜，去皮，切厚片
237毫升橙子的汁
237毫升柠檬的汁
16克蜂蜜（糖浆）
3毫升生姜末或姜粉

做法

1. 将蜂蜜（糖浆）、橙汁、柠檬汁、姜混合。
2. 将混合液倒入南瓜中。
3. 在180℃预热过的烤箱中烤30~40分钟或南瓜变软。

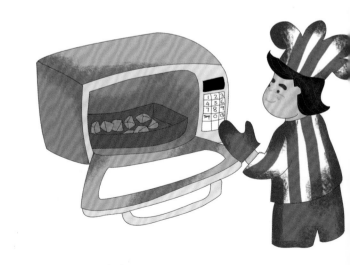

烤土豆

主料

个中等大小的土豆

一点油

盐

做法

把烤箱预热至220℃。

在土豆上刷油。

撒上少许盐，涂满土豆。

锡纸包裹土豆。

烤约1小时或直到土豆煮熟。

切开土豆。

在土豆里涂一点黄油。

加入喜欢的配料。

建议的配料

奶酪，香葱，切片鳄梨，西红柿，奶油

玉米或酸奶油（酱油膏）

茄子酱

茄子酱是典型的地中海菜。一般搭配皮塔面包，但也可以和生蔬菜一起吃，甚至可以放在烤土豆上面。

主料

2个圆茄子

2瓣大蒜，压碎

盐

237毫升柠檬的汁

8克切碎的香菜

做法

1. 烤箱预热至220℃。

2. 将茄子叉起，平铺至烤盘上。

3. 烤约20分钟至变软。

4. 晾凉后将茄子肉挖出备用。

5. 用刀将茄子肉切成小块，然后用叉子捣烂。

6. 加入大蒜、盐和柠檬汁混匀。

7. 用勺子盛到碗里。

8. 撒上香菜。

9. 冷藏或放置室温后上桌。

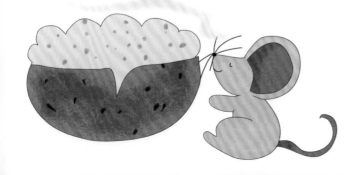

番茄蒜香面包佐洋茴香

蒜香面包是世界上最容易准备的食物之一，任何时候都可以吃而且很有饱足感。

材料

5~6个成熟的西红柿
2瓣大蒜，切碎
8克橄榄油
6毫升香醋
一些新鲜的洋茴香，切碎
盐和胡椒粉

面包自选

做法

1. 番茄用沸水焯熟，去皮，切开番茄，去籽和汁，剁碎，加入大蒜、油和醋混合。
2. 加入切碎的洋茴香。
3. 加入盐和胡椒粉调味。
4. 在煎锅上烤面包。
5. 在每片面包上滴几滴橄榄油。
6. 把做好的番茄酱涂在面包上就可以上桌了。
7. 面包很快就会湿软，要尽快食用。

烤薯条

甘薯是一种很健康的蔬菜，可以用多种方法烹调来发挥它的风味和营养。孩子们都喜欢吃炸薯条，甘薯也可以做成烤薯条。这道菜很简单，只需在甘薯条上涂上黄油和蜂蜜放入烤箱而非油炸，香脆可口的薯条就出炉了！

材料

2个甘薯，削皮，切成滚刀块或切条。
2块黄油和蜂蜜，用以包裹薯块。

做法

1. 在碗里混合甘薯、黄油和蜂蜜。
2. 预热烤箱，180℃烤熟并烤脆（约30分钟）。

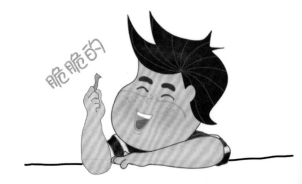

脆脆的

莎莎酱

莎莎酱是墨西哥风味酱料，通常是以番茄为主的蘸料或配料。5分钟就可以准备好。

材料

任选想放在莎莎酱中的蔬菜，剁碎。

莎莎酱

2个熟番茄，切碎
1根乳黄瓜，切碎
1/2个红洋葱，切碎
5毫升柠檬汁
12毫升橄榄油
8克香芹碎

做法

1. 将所有材料混合，拌匀。做成两份。
2. 也可以在莎莎酱中添加鳄梨、新鲜香菜或香芹。

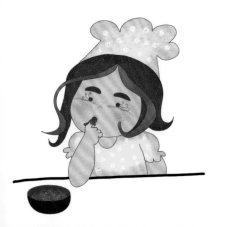

烤南瓜

材料

500克南瓜
1/2个洋葱
12毫升生粉
237毫升牛奶（豆浆）
8克帕尔玛奶酪（大豆奶酪）

做法

1. 将烤箱预热至180℃。
2. 将南瓜去皮，切成薄片。
3. 将南瓜片放在烤盘中。
4. 将洋葱去皮切碎。
5. 在小锅中加热牛奶，加入玉米粉搅拌至没有颗粒，中火。
6. 加入洋葱，大火，搅拌至牛奶沸腾。
7. 继续搅拌至酱汁变黏稠（黏在勺子上），将酱汁倒在南瓜泥上。
8. 撒上帕尔玛奶酪，放入烤箱中层烤35~40分钟。

小贴士：冷热皆可食用。

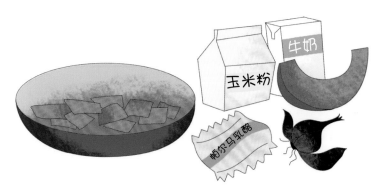

奶酪糖霜小南瓜饼

材料
2个鸡蛋（鸡蛋替代品）
128克糖
158毫升植物油
6毫升发酵粉
6毫升苏打粉
6毫升肉桂
160克中筋面粉
3毫升茶匙盐
1个西葫芦，磨碎并去除水分
128克胡萝卜，磨碎

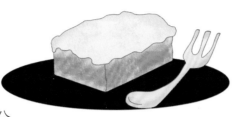

奶酪糖霜（素食奶油奶酪）
85克奶油奶酪
24克黄油
6毫升香草
256克糖粉

做法
1. 将烤箱预热至180℃。
2. 将鸡蛋、糖和植物油混合。
3. 搅拌干料，添加到鸡蛋、糖和植物油中。
4. 加入西葫芦和胡萝卜搅拌。
5. 放入模具中烤20~25分钟。
6. 冷却，加糖霜。

糖霜制作方法
1. 混合奶酪、黄油和香草。
2. 分多次加入糖粉。

黄油秋葵配菜

材料
约500克新鲜秋葵，切碎
1个番茄，切碎
1个洋葱，切碎

做法
　　加一点黄油炒秋葵、番茄和洋葱，作为配菜食用。

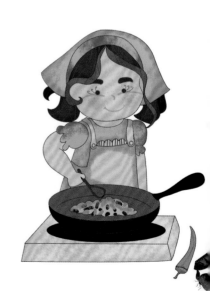

奶酪通心粉

材料

约500克各种形状的通心粉

24克黄油

24克面粉

2毫升盐

1.5毫升茶匙黑胡椒

2毫升蒜粉

2毫升洋葱粉

1.5毫升姜黄

355毫升牛奶（豆奶/米浆）

228克切碎的素食奶酪（切达/蒙特雷杰克混合）

2毫升芥末

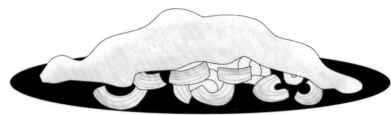

做法

1. 按照包装说明煮面。
2. 将面粉、盐、胡椒、大蒜、洋葱和姜黄混合。
3. 用中小火融化黄油，立即加入面粉和香料，搅拌均匀。
4. 加入118毫升牛奶，搅拌至光滑无颗粒。在变浓稠一点后再加入118毫升牛奶搅拌几分钟，直至变得更浓稠。
5. 加入奶酪和芥末搅拌约5分钟，直到奶酪融化。
6. 然后淋到煮好的面条上。

法式蔬菜沙拉

材料

芦笋（蒸熟的），青椒，西兰花，胡萝卜，花椰菜，芹菜，蘑菇，西红柿，豌豆

酱料

茄子蒜泥酱（茄子）
鳄梨沙拉酱（鳄梨）
鹰嘴豆泥（鹰嘴豆）
素食酸奶油

这些酱料都很容易准备而且只需几种材料。

素食酸奶油
　　274克嫩豆腐
　　16克青柠汁
　　24克菜籽油
　　12毫升红醋
　　食盐调味

为了蔬菜美味即食，最好切成条状或圆块，摆盘，中间放酱料。

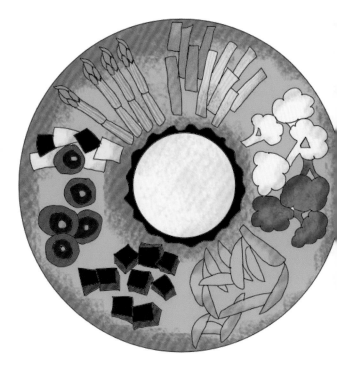

做法

用料理机打碎各种材料至光滑无颗粒。也可以加入莳萝、墨西哥辣椒或姜。

小南瓜卷饼

这是用西葫芦和一点奶酪制成的卷饼，制作很简单，孩子们可以帮忙折叠饼皮。

材料

一把切好的葱碎
一个中型西葫芦（约900克），磨碎
40克奶酪碎（原味奶酪）
食盐调味
一颗切碎的辣椒（可选）
一把新鲜香菜
一个8寸墨西哥玉米饼

做法

. 在碗里混合所有材料。
. 在两层饼之间撒半把混合好的食材。
. 和鳄梨酱及酸奶油一起食用。

烤地瓜佐清凉黄瓜沙拉

材料

4颗地瓜
2根中等大小黄瓜，削皮，去籽并切碎
2个中等大小番茄，切碎
1颗小洋葱，切碎
1瓣大蒜，剁碎
12毫升新鲜薄荷碎
食盐调味
孜然和辣椒（可选）

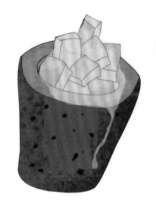

做法

1. 地瓜蒸熟。
2. 皮上涂抹黄油。
3. 烤8~10分钟。
4. 将红薯中间挖开。
5. 填上莎莎酱就可以食用了。

黄瓜莎莎酱

将黄瓜、番茄、洋葱、蒜和薄荷混合，加入食盐调味。撒上孜然和辣椒就可以和地瓜一起吃了。

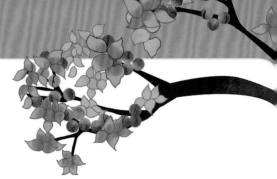

译者的话

在阅读、观察和烹饪中建立良好的饮食习惯

《海莉陪你玩转水果花园》和《海莉陪你玩转蔬菜花园》作者马哈娜女士是一位深受东南亚和欧美孩子爱戴和家长尊敬的马来西亚儿童健康教育作家。因为在我见到她的各种场合，无论是在马来西亚首都吉隆坡、泰国首都曼谷，还是在中国的举行国际会议上，只要她一露面，就会像磁铁的吸引力那么大，孩子们跑上去亲热地叫她"Granma（奶奶）"，家长们则亲热地叫她"Mum（妈妈）"，并像家人一样与她热烈拥抱。她用爱赢得了大家的心，这是她给我的最深刻的印象。

在我多次赴马来西亚和泰国参加亚洲素食大会的过程中，逐渐了解到了东南亚、欧美家长和儿童追捧她的真正原因：源于她的作品所蕴含的爱心——她的作品提倡保护动物，亲近自然和植物，健康饮食。而且，她的书中蕴藏了科学的理念：儿童发现烹饪的乐趣来自于亲近水果、蔬菜的游戏，蔬菜、水果对人类健康和长寿的价值非常大。大人与孩子们一起阅读时，寻找藏在蔬菜和水果花园里面的小动物们是一个非常有趣的游戏，大人们亦可引导孩子们观察小动物们喜欢吃什么蔬菜，喜欢玩什么，小动物们的大小与蔬菜、水果大小之比较也非常有趣。

很荣幸，将她的作品介绍给我国家庭和孩子们的想法得到中国农业科学技术出版社的支持，并得到了同样对孩子充满爱心的编辑们的全身心支持，我的三位学生：王一然、辛晓璇和任可同学承担了很多翻译工作。这两本中文版作品的问世，真正是大家爱心的付出。我真心希望，中国的小朋友们能通过这两本书的阅读、使用和体验，能和其他国家的小朋友们一样感受到马哈娜奶奶的爱心，从小养成良好的饮食习惯，成长为健康和幸福的青少年和成人。

沈立荣

浙江大学食品科学与营养系教授

2015 年 10 月于浙江大学紫金港校区启真湖畔